CLIMAT

ET

EAUX MINÉRALES

D'ESPAGNE

PAR

Le Dr A. LABAT

Ex-Président de la Société d'hydrologie de Paris
et membre de la Société d'hydrologie de Madrid, Turin
de la Société géologique de France, etc.
Vice-Président de la Société météorologique
Membre de la Société de médecine de Belgique.

———

PARIS

LIBRAIRIE J.-B. BAILLIÈRE ET FILS

19, RUE HAUTEFEUILLE

—

1901

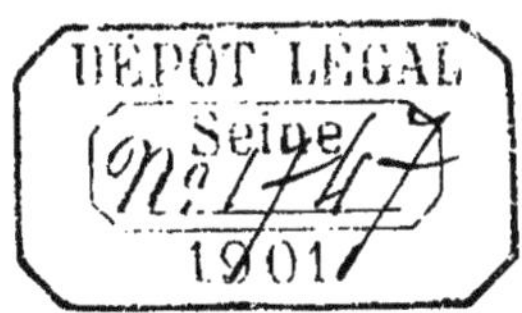

CLIMAT

ET

EAUX MINÉRALES

D'ESPAGNE

CLIMAT

ET

EAUX MINÉRALES

D'ESPAGNE

PAR

Le Dr A. LABAT

Ex-Président de la Société d'hydrologie de Paris
et membre de la Société d'hydrologie de Madrid, Turin
de la Société géologique de France, etc.
Vice-Président de la Société météorologique
Membre de la Société de médecine de Belgique.

PARIS

LIBRAIRIE J.-B. BAILLIÈRE, ET FILS

19, RUE HAUTEFEUILLE

1901

A MES CONFRÈRES D'ESPAGNE

QUERIDOS CONSOCIOS,

El autor dedica este escrito á Ustedes en prueba de estima y de afecto : obra de un modesto amigo de la ciencia, para hacer conocer en Francia la riqueza de vuestras Aguas. La Escuela hidrologica española merece de ser conocida en el estranjero.

Hemos tenido el gusto de examinar los principales establicimientos y las fuentes. Todo va en aumento y en progreso : instalacíon generalmente mejor ; hoy quiere el enfermo confort, buena mesa, casinos, conciertos, etc. Mejoria en las inhalacíones, estufas, massage, mesas de regimen, etc.

La hidrologia pide varios conocimientos : hemos tenido en cuenta las condiciones de la localitad y del clima : el yacimiento ; temperatura, caudal, analisis ; estadística, indícaciones. Ardua tarea !

Los estudios sinteticos son muy dificiles. En nuestro juicio, las clasificaciones soló sirven de jalones para enseñar, inutiles en la practíca. Hemos admitido una clasificacion geografica de donde algunas analogias de clima y de terreno ; y unos grupos naturales.

Llamamos termales simples las azoadas.

En nuestro concepto, la especialidad tiene importancia : C. de Oviedo, Ledesma, Alhama para los reumaticos; Viesgo, los cardiacos; Mondariz, los dispepticos ; Panticosa cura los catarrosos y tuberculosos ; Archena, Carratraca los sifiliticos, etc.

No hay panaceas !

En España la legislacion referente a establicimientos es diferente de la francés. Io creo que la intervencion de los medicos directores, delegados del Gobierno, e cosa vantajosa por los enfermos.

El costumbre de la novena fué un impedimento a la cura; hoy, menos.

Los trenas correos no son bastantemente multiplicados por la concurrencia.

Hay unas aguas inaccessibles.

INTRODUCTION

L'Espagne est un des pays les plus intéressants de l'Europe par son histoire, par ses monuments, témoins et débris de plusieurs civilisations, par l'originalité de son génie et de son caractère qui la placent à part des autres peuples latins. Elle a le sentiment de la noblesse de ses origines.

HISTOIRE

Les plus anciens habitants de la Péninsule paraissent avoir été les Basques qui ont gardé leur idiome et les Ibères (*Iberus*, Èbre) dits Celtibères après le mélange des Celtes. Il y a donc du sang gaulois. Viennent ensuite les peuples colonisateurs ou conquérants mieux connus.

Les Phéniciens, ces grands navigateurs de l'antiquité, établirent de nombreux comptoirs sur les côtes : *Tartesse* (peut-être la même ville que Gadès ou Tharsis de la Bible) fut célèbre par le commerce de l'or. Strabon nous apprend que les rivières de la Bétique charriaient de l'or, comme l'Ariège dans les Pyrénées. Elche (*Haliké*), Almeria, Denia, etc., ont des restes phéniciens (1).

Carthage, colonie phénicienne, à l'exemple de la métropole, occupa tout le Sud-Est jusque dans l'inté-

(1) On voit à Murviedro les ruines des vieux murs, du temple et du théâtre qui pouvait contenir 10.000 spectateurs.

rieur des terres : à *Carthago Nova*, fondée par Asdrubal, on trouva des mines d'argent ; Barcelone eut pour fondateur A. Barca ; les Baléares fournirent ces habiles frondeurs plus tard utilisés par Rome. Sagonte subit ce siège mémorable où les habitants se jetèrent dans un immense bûcher.

Les Grecs eurent aussi des Colonies, principalement aux Baléares et à Valence.

Période romaine. — Un des débuts de la conquête fut le siège de Numance par Scipion, nouvelle preuve de la ténacité espagnole. La lutte fut ardente contre les montagnards de la Cantabrie et contre les Lusitaniens enrôlés par Sertorius.

La Péninsule fut divisée en trois provinces : *Tarraconensis*, comprenant les trois quarts du pays ; *Betica* (Andalousie et sud du Portugal) ; *Lusitania*, qui s'avançait jusqu'à Tolède.

Tarragone, la capitale, était une ville immense de plus d'un demi-million d'habitants (restes d'aqueducs). *Toletum* dépassait 200.000 ; puis *Cæsarea Augusta* (Saragosse) ; Segovia, murs, aqueduc de Trajan. A Astorga, il y avait une légion pour surveiller les Cantabres.

Salamanca où se voit un pont romain et *Emerita Augusta* (Merida), dont les ruines attestent l'ancienne étendue, faisaient alors partie de la Lusitania.

La Bétique, célébrée par les poètes qui y plaçaient le jardin des Hespérides, avait des villes prospères telles que *Gadès*, *Corduba*, *Hispalis* (Séville) et l'ancienne *Italica* fondée par Scipion, patrie de Trajan (1) ;

(1) Les ruines d'Italica sont à 1 heure de voiture de Séville ; de là, vue sur la vallée du Guadalquivir. Les vieux murs ont un grand développement ; l'amphithéàtre m'a paru assez conservé ; thermes romains.

Il y avait aux environs de *Malaca* la *fuente di piedra* qui passait pour guérir la pierre.

Nebrissa (Lebriga), Grenade s'appelait *Illiberis*; puis Malaca, Ronda, Antequera, etc.

L'administration romaine pesa durant plusieurs siècles sur l'Ibérie aussi bien que sur la Gaule. S'il peut y avoir une compensation au joug de la conquête, ce fut une ère de progrès et de prospérité. Patrie de plusieurs empereurs ; Corduba vit naître le poète Lucain et le philosophe Sénèque.

- L'Espagne eut donc un haut degré de civilisation aux premiers siècles de l'ère chrétienne : villes florissantes, industrie et commerce, écoles littéraires et scientifiques, prospérité matérielle; beaux ports et grandes voies intérieures; rien ne lui manqua, sauf une ombre au tableau, les exactions des préteurs romains, lesquels, aussi bien qu'en Gaule, écornaient durement les patrimoines. Les Barbares vinrent mettre d'accord les voleurs et les volés.

Quelques tribus barbares ne firent que passer, tels les Vandales qui donnèrent leur nom à l'Andalousie (*Vandalusia*); les Suèves, dans la Galice, dont les habitants sont appelés *Galleyos*. Les Visigoths s'établirent plus solidement et prirent pour centre Tolède, comme ils avaient pris Toulouse chez nous.

Période arabe. — L'invasion date de 711 à *Djebel Tarik :* du bateau se voient les vieilles tours de Tarifa.

Ici cessent les analogies avec la Gaule ; les musulmans, écrasés par Charles Martel à Poitiers, 733, ne font qu'une apparition, tandis qu'ils occupent l'Espagne presque entière durant huit siècles. Au dixième siècle, c'est l'apogée de leur puissance sous les Omniades.

L'Andalousie eut leur préférence : là leur civilisation élégante et raffinée prit son essor. Cordoue, Séville, Grenade parlent vivement aux yeux et au cœur de l'artiste ; et tant d'autres villes, Magente, Jativa, Orihuela, Elche, etc.

La mosquée de Cordoue, vaste enceinte quadrilatérale orientée S. S. E. à N. N. O., est la plus admirable forêt de colonnes qui se puisse imaginer, maladroitement coupée par l'église chrétienne. Le clocher gothique superposé à la *puerta del Pardon* est encore un mépris de l'art. Les sculptures des stalles sont merveilleuses et la voûte du *Mihrab*, en coquilles de marbre, fantastique.

A Séville (1), c'est l'Alcazar, coupole du grand salon ; la cathédrale (*Giralda*) et encore les sculptures.

Grenade est la perle ; je n'ose rien dire après les belles descriptions et reproductions qui ont couru le monde.

Les Arabes, vainqueurs des Barbares, apportent en Espagne une civilisation nouvelle : la culture du sol se transforme par les canaux d'irrigation qui s'étendent en un vaste réseau ; l'Andalousie tisse la soie et les tapis d'Orient ; les manuscrits remplissent les bibliothèques. Le premier livre imprimé parut à Valence, 1474. Nous venons de parler de quelques monuments de l'architecture orientale si délicate et si originale.

N'oublions pas la médecine ; il suffit de citer les noms d'Avicenne, Avenzoar, Averroès (xiᵉ et xiiᵉ siècle), lesquels furent aussi de grands philosophes. L'école

---

(1) A l'Alcazar de Séville se voit un grand bassin, bain des Sultanes.

A l'Alhambra, les bains étaient au-dessous du Tribunal : salle de repos à colonnes de marbre blanc formant alcoves, restaurée avec peintures ; voûte à jour. J'ai mesuré le bain de la Sultane 3 m. 30 sur 2 et le bain du Sultan 2 m. sur 2. J'ai vu aussi un petit bain d'enfant. Les robinets étaient dans des niches. Je n'ai trouvé aucun reste de tuyaux. A la *Silla del Moro* existe un bassin de même époque. Partout les fontaines jaillissent.

arabe a été accusée de plagiat; si elle a emprunté beaucoup aux Grecs, elle a le mérite de nous avoir conservé beaucoup d'œuvres anciennes. Elle a brillé par la pharmacie (voir la Pharmacopée de Mesué). Les mots alkali, alcool, looch, julep, nous viennent de là; le sucre (*Azucar*) remplace le miel des Grecs ; les sirops jouent un rôle capital dans leurs préparations. La confiserie fut en honneur et le goût des sucreries s'est perpétué. Ajoutons les alcoolats, les essences, les parfums.

La langue arabe n'a pas remplacé l'idiome latin ; mais elle a laissé dans l'Espagnol comme dans le Sicilien les sons gutturaux; en outre, des noms arabes comme Guadalquivir, Guadiana, etc.

Les monuments du moyen âge sont un mélange d'arabe et de gothique. Tolède est la ville moyen-âge type ; il faut la voir du haut de l'Alcazar : au dehors, les vieux murs d'enceinte sur le rocher granitique ; au-dedans, les maisons aux portes *sculptées* à gros clous; puis les portes monumentales d'entrée. La place du *Zocodover* est unique en son genre. Citons la cathédrale et ses sculptures, *S. Juan de los Reyes* (belle vue sur la campagne aride) et son cloître, *S. Maria della Blanca* et son cloître et ses colonnes moresques, etc. Tolède, comme Ravenne en Italie, vaut, à elle seule, le voyage.

Il ne manque pas d'autres villes pittoresques : Palencia, siège de la plus ancienne université, Oviedo, dont la cathédrale à tourelles rivalise avec Burgos. Burgos présente sa cathédrale gothique du xiiiᵉ siècle avec sa façade imposante et ses deux tours à jours, ses chapelles ; ensuite les tombeaux de la *Cartuja* et des *Huelgas*, merveilles de sculpture. Le *Seo* de Saragosse a de beaux piliers gothiques ; le *Seo* de Valence, des portes monumentales ; la cathédrale de Barcelone, dès piliers élégants et des grilles magnifiquement ouvragées. — Encore un mot de Salamanque, Ségovie, Avila, Terruel où l'on se croirait transporté à 7 à 8 siècles de distance.

Période moderne. — De même que les montagnards de la Cantabrie avaient lutté contre les Romains, les Asturiens combattirent contre les Barbares et contre les Maures. Pélage, le Krüger de l'époque, inaugure la résistance; puis les nouveaux royaumes chrétiens, Léon, Castille, Aragon. L'antagonisme religieux donne à cette lutte un caractère âpre et sans merci. Au milieu des chevaliers chrétiens s'élève la figure légendaire du Cid, dont l'épée est à l'Armeria de Madrid.

Enfin, cette longue guerre finit avec la chute de Grenade. En même temps commence la conquête du Nouveau Monde, 1492. L'expulsion des Maures, sous Philippe II, fut un malheur pour la civilisation.

Le xvie siècle s'ouvre, pour l'Espagne, avec un horizon immense : sous Charles-Quint et Philippe II, elle domine le continent par ses armées et les mers par ses flottes. L'Europe s'incline. Cependant François Ier et Henri IV défendent l'équilibre européen; les Gueux des Pays-Bas arrêtent les bandes espagnoles et la reine Elisabeth, menacée, voit s'engloutir sur ses côtes l'invincible *Armada*.

Au xviie siècle, c'est la France qui devient prépondérante. Rocroy a détruit le prestige des armes espagnoles.

Au xviiie siècle, la décadence s'accentue sous les Bourbons. Les colonies passent à d'autres peuples. La puissance navale reçoit un coup mortel à Trafalgar; puis s'émancipent les grandes colonies d'Amérique.

L'invasion napoléonienne en Espagne, faute criminelle, montre par Baylen et Saragosse que l'énergie n'est pas éteinte chez ce peuple si chevaleresque et si patriote. Enfin la guerre d'Amérique entraîne la perte des Antilles et des Philippines. Pauvres Espagnols, toujours victimes de la gloutonnerie anglo-saxonne !

La courte revue historique ci-dessus nous a paru utile pour mieux comprendre l'Espagne et les Espagnols. L'histoire donne un intérêt aux monuments et explique les mœurs, les coutumes, le génie d'un peuple.

L'emphase romaine et l'imagination arabe ont laissé des traces dans la littérature, et Corneille, imitateur de Lope de Vega et de Calderon, en a subi le contrecoup. Les luttes longues et cruelles de l'indépendance durant de longs siècles ont créé la tendance à la combativité, souvent l'origine des guerres civiles. De là l'amour des *Corridas de Toros*. Les passions amoureuses et religieuses viennent un peu des musulmans ; de là les douceurs des sérénades et les rigueurs de l'inquisition. Des coutumes orientales dérive le sentiment de l'hospitalité si fortement empreint dans le cœur espagnol ; de la chevalerie chrétienne, la fierté castillane et la générosité. L'amour et l'amitié tiennent une grande place chez ce peuple sensible et impressionnable.

VOYAGE

Si le touriste ne retrouve plus le pays de Don Quichotte et de Gil Blas, il a de quoi satisfaire sa curiosité et son imagination. Pour connaître un peu cette intéressante contrée, il ne suffit pas d'une pointe à Madrid ou à Séville, pendant la foire ou la semaine sainte ; ou bien de suivre, en troupeaux, la direction d'une agence ; il faut partir bien renseigné, courir du Nord au Sud, de l'Est à l'Ouest; quelquefois en voiture, à mulet, à pied; parler un peu la langue et se mêler, si possible, à la vie intime. Les habitants sont très accueillants, du moment que vous ménagez leur susceptibilité; il y a même de l'abandon dans leur courtoisie : *U. es a su casa*.

Une petite excursion de frontière peut donner une idée fausse du pays : par exemple, la visite de Fontarabie, d'Hernani avec les rues sales, les haillons aux fenêtres, l'étalage malpropre des viandes, ne prévient pas en faveur des villes espagnoles. Au contraire, l'entrée à Barcelone par les nouveaux quartiers donne l'aspect d'une grande capitale.

Le passeport, toujours utile, était indispensable au temps de la guerre carliste.

Les douanes s'adoucissent; j'ai vu le temps où nos malles étaient vidées à fond. Les débarquements dans les ports sont longs et coûteux par la multiplicité des transports et pourboires. Les salles d'attente de Cadix m'ont laissé un mauvais souvenir. Mais, une fois entré, la ville est si propre !

La monnaie n'offre pas de difficulté, la division des pesetas étant simple; on fait sonner les pièces parce qu'il y en a beaucoup de fausses. En ce moment, le change est favorable aux étrangers en réduisant leurs dépenses d'un tiers.

Moyens de transport. — Aujourd'hui le chemin de fer a remplacé les diligences. Le réseau est suffisant; seulement les trains sont trop rares et trop lents. Le Sud-Express a été une belle amélioration. Les deux express quotidiens d'Irun-Madrid, 632 kil., en 18 à 19 heures, et de Perpignan-Barcelone 210 kil., en 5 heures, sont les mieux servis. Quant aux *correos*, ils ne vont que trois fois la semaine et la nuit. Par

exemple : de Madrid à Cordoue, 412 kil., en 14 heures ;
de Cordoue à Grenade, 250 kil., en 8 heures ; de Cordoue
à Séville, 130 kil., en 3 h. 45, etc. Comme trains ordi-
naires, citons : Alicante à Valence, 190 kil., 10 heures ;
de Saragosse à Madrid, 340 kil., 14 heures. Ainsi les
express ne font guère que 40 kil., les Correos 30 et les
autres 20-25 à l'heure (1).

Les diligences, aujourd'hui délaissées, étaient
lourdes, assez malpropres et les voyageurs entassés
s'y bousculaient avec cris et force gestes. Dans les
contrées suspectes elles étaient accompagnées par les
gendarmes armés. Elles étaient souvent arrêtées de
Tarragone à Valence, dans la Sierra Morena où les
brigands s'appellent *Ermitanos*, dans la S. Nevada,
environs de Malaga, dans les Alpujaras, etc., même
dans le trajet de Barcelone à Caldas de Montbuy (2).

Il y avait de bonnes voitures particulières de Zumarraga à la Navarre ou au pays de Biscaye, bien attelées,
souvent par des mules, mais de ces belles et fortes
mules qui valent les meilleurs chevaux. Je signalerai,
comme magnifiques routes de voiture, celles de Menjibar et de Grenade à Jäen par la Sierra de *Martos*,
un peu longues ; il faut se munir de provisions.

Rien de particulier des voitures des grandes villes,

(1) Il y a vingt ans je mettais 16 heures de Madrid à Cordoue,
9 heures de Cordoue à Grenade, 11 heures d'Alicante à Valence
et 12 heures de Castellon à Barcelone ; la vitesse a un peu progressé.

(2) Aux environs de C. de Montbuy, le conducteur nous mon-
trait un fourré où s'embusquaient les brigands ; il racontait que,
peu de temps avant, la diligence avait été dévalisée ; mais il ne
tarissait pas d'éloges sur la conduite du chef qui avait donné
cinq douros à un pauvre diable allant aux Eaux.

La diligence de Carratraca avec son conducteur au costume
voyant, son aide fouettant les bêtes, son *mozo* à cheval sonnant
du cor, ses dix mules faisant voler la poussière, s'enfonçant
dans les torrents jusqu'au ventre et s'engageant dans des tour-
nants vertigineux, tout cela ne s'effacera pas de ma mémoire.

très convenables à Madrid, à Séville, à Barcelone et à peu près dans nos prix. Les cochers ne deviennent intraitables qu'en temps de fête ou de tauromachie.

La vie matérielle. — Vingt ans passés, les buffets étaient médiocres ; je n'ai pas bon souvenir de Tortosa, La Encina aux W. C. sans portes, Guadalajara, Menjibar, Antequera, etc. Bobadilla s'est amélioré, quelques autres aussi. Miranda, Victoria, Gerona ont toujours été bons.

Les hôtels de premier rang, seuls acceptables, sont d'un prix moyen de 40-50 Rx. (10-12 francs) avec gros vin ; pension obligatoire. Ils ont fait de grands progrès.

Viennent ensuite les maisons de logement, *casas de huespedes, casas de pupillos*, dont les chambres sont assez bien ; les W. C. souvent défectueux.

Dans toutes les grandes villes se trouvent des restaurants et des cafés ; en général, cafés suisses.

Entrez-vous par Bayonne : S.-Sébastien l'hôtel de Londres, Bilbao l'hôtel d'Angleterre, Santander le Grand Hôtel, tenus à la française ou à l'anglaise. Entrez-vous par le Roussillon : Barcelone vous offre *Cuatro Naciones* ou Grand Hôtel et *Fonda de Oriente* sur la Rambla, prix moyen 60 Rx. (15 francs), bons et bien tenus. Le café Colon est élégant et bien placé.

Madrid possède de nombreux hôtels, entre autres la *Paz* en face la *Gobernacion* et Paris, tous deux sur la *Puerta del Sol* ; bonnes maisons dans le prix de 50-100 Rx. — *Casas de huespedes* propres et soignées. Plusieurs restaurants-cafés luxueux : Impérial, Suisse, de Madrid dont le cortile est orné de fleurs, de jets d'eau, etc. — Tolède a maintenant l'hôtel de Castille dont le besoin se faisait sentir. J'ai vu le temps où il fallait loger Casa de Huespedes et apporter son repas de Madrid. A Valence, le Grand Hôtel vaut mieux que l'ancien de Paris. — Valladolid et surtout Burgos auraient besoin de s'améliorer.

Il y a longtemps que l'Andalousie est pourvue à cet égard : à Séville, les hôtels de Paris et de Madrid peuvent servir de modèles. Grenade a l'ancien Alameda (Paz) d'où la vue sur la S. Nevada et les deux de l'Alhambra, *Washington* et *Siete Suelos*, sous les ombrages. A Cadix, *Fonda* de Cadix et France ; à Alicante, *Bosio* et Rome ; à Malaga, *Alaméda*, *Alhambra*. Je ne sais si l'hôtel Patron à Murcie est devenu meilleur et si le *Ferro-Carril* de Castellon est resté le même.

En général, les hôtels, les maisons de logement et les cafés de cette partie méridionale séduisent l'œil par leurs murs blancs et leurs cortiles à la moresque où les fleurs et la verdure se mêlent aux fontaines jaillissantes.

Ici un mot de la cuisine espagnole, trop décriée par les étrangers ; comme toute chose, elle a son bon et son mauvais côté. Le poisson est en abondance, souvent gâté par l'huile rance. Le mouton est meilleur que le bœuf. Les jambons et saucisses du Midi sont renommés. Les marrons de Galicie sont un beau fruit.

Dans les maisons privées, le *puchero* ou le *cocido* (pot-au-feu), bouilli avec les pois chiches, *garbanzos*, n'est pas à dédaigner.

Le café et les glaces sont à bon marché comme en Italie. Le chocolat est la boisson par excellence ; on lui reproche la cannelle et les épices ; mais Brillat-Savarin s'est prononcé en sa faveur.

Inutile de rappeler les fruits savoureux qui abondent et les vins.

Il ne faut pas s'attendre à fumer de bons cigares sans les payer un bon prix, le papier des cigarettes est défectueux.

Cosas de España. — Sous ce titre, nous réunirons les principaux traits de la vie espagnole au point de vue des coutumes, sciences et arts, curiosités, etc.

La vie théâtrale tient une place importante chez un peuple qui se couche tard. Les grandes villes comptent de nombreux théâtres, comme en Italie, et les salles sont disposées à l'italienne en rang de loges superposées. Au grand théâtre de Madrid, opéras italiens et français bien exécutés. Il y en a d'autres dont l'un joue en français. Au *Buen Retiro*, pièces et concerts l'été, en plein air ; soirées charmantes durant la canicule et où j'ai pu apprécier le type élégant des dames madrilènes.

A Barcelone le grand théâtre pour 3.000 spectateurs m'a laissé bon souvenir. Et tant d'autres que je laisse de côté, sans oublier cependant le bal andalous et les danses des *Gitanas* à Séville et à Grenade. Les chants monotones des Andalous m'ont paru les mêmes que j'avais entendus en Algérie.

La *Corrida de Toros* tient le premier rang parmi les plaisirs de ce peuple ardent et enthousiaste : c'est une passion, un vrai délire ; il y a même à Séville une école de tauromachie. Les plus beaux taureaux sont élevés à Ronda et à Veragua ; ce sont des bêtes terribles.

Toutes les grandes villes ont leur *plaza de Toros*, sortes de cirques en maçonnerie ou en bois qui rappellent les arènes antiques. Les courses ont lieu le dimanche et, à Madrid, avec le plus d'éclat.

Sans redire ce qui est décrit partout, je rappellerai l'entrée solennelle du cortège, le salut cérémonieux, *Morituri te salutant*, la prière des *Toreros* à la Chapelle. Trois actes constituent le drame : 1° L'attaque des *Picadores* à cheval et la lance à la main ; leurs bêtes, véritables rossinantes, sont vite éventrées et leurs entrailles ensanglantent l'arène. 2° Le jeu des *Bande-*

rillos, acte coquet. 3° L'entrée de l'*Espada* qui après avoir affolé le taureau avec sa *capa* finit par lui plonger sa longue lame au défaut de l'épaule. Et la bête tombe en mugissant. Alors les chapeaux en l'air et les applaudissements.

Tout cela n'est pas sans dangers : j'ai vu, à Madrid, un picador grièvement blessé, d'autres désarçonnés et contusionnés. Une autre fois le taureau, franchissant la barrière, jetait l'épouvante. J'ai vu à Barcelone, dans une course de *Novillos*, un homme tué et des blessés.

Les Espadas Lavertigo Frascuelo, Villaverde dont j'ai constaté les grands coups étaient des personnages mieux payés que les ministres (1).

Bien des choses ont été dites des *Gitanos* (Bohémiens) ; ils sont nombreux dans le Sud ; à Grenade, ils habitent les creux de rochers du *Sacro monte*. Un artiste qui faisait le portrait d'une Gitana, fille d'un chef, m'introduisit dans ces demeures peu accessibles. Ce sont des demeures misérables, mais leurs malles et leurs coffres renferment des bijoux et des étoffes précieuses. Ces vagabonds ont été le fléau de plusieurs provinces et les édits des rois furent impuissants.

Des musées, nous n'avons à signaler que ce qui touche à l'école espagnole. Venue après la grande école italienne, elle l'a égalée en perfection.

Au musée de Madrid : les Murillo, Sainte Famille au petit chien, vierges célestes dont nous avons un

(1) Ces combats rappellent les jeux sanglants des cirques romains. Quelques auteurs leur donnent une origine moresque.

Mme de Sévigné avait horreur de ces boucheries. L'usage en prendra-t-il en France ?

C'est ici le lieu de parler de ces armes terribles : la *navaja*, le *cuchillo*, le *pugnal*, sans oublier le petit stylet attaché au brodequin des Andalouses ; j'ai vérifié le fait à Séville. La fabrique d'Albacète est célèbre.

échantillon. Puis la salle des Velasquez, chefs-d'œuvre parmi lesquels les *Borrachos*, la Forge de Vulcain, la Reddition de Breda, le duc d'Olivarès à cheval, etc. Puis les Ribeira, Zurbaran, Caño, Cuellos et la salle des Goya. A l'*Academia de S. Fernando* la fameuse toile de Murillo, Elisabeth de Hongrie soignant les teigneux ; le petit qui se gratte est une des figures les plus vivantes que j'ai vues. A l'Escorial, grande galerie des batailles qui rappelle Versailles.

C'est à Séville qu'il faut voir les Murillo ; au musée il y en a une vingtaine qu'il faudrait tous nommer ; S. Thomas de Villeneuve donnant l'aumône ; S. Félix. Puis les grandes toiles de Zurbaran, les Herrera, etc. Il y a d'autres Murillo à la *Caritad*, à la Cathédrale, S. Antoine de Padoue en extase ; encore Moralès, Caño, etc.

Grenade possède aussi de bonnes toiles de Caño, Moralès. A Valence, c'est Ribalta.

Les galeries particulières méritent une visite ; les tableaux du palais S. Telme, à Séville, sont d'un beau choix.

Parmi les bibliothèques nous signalerons celle de Madrid, de l'Escorial, si riche en manuscrits arabes, persans ; la bibliothèque de Salamanca.

A Madrid, les armures de l'*Armeria* et les épées des grands capitaines et les écuries sont d'un grand in- térêt.

Là se voient ces beaux chevaux andalous si renommés et qui figurent dans les attelages princiers.

Les mules méritent leur réputation ; fortes et jolies bêtes au poil soyeux.

CLIMAT — SOL

Pour comprendre les bizarreries de ce climat il faut tenir compte de la situation géographique, de l'orographie, des deux mers, des cours d'eaux, etc.

La péninsule est comprise entre le 44e de lat., cap Ortegal, et le 36e, Gibraltar, soit 8°, près de 900 kilom. Elle s'étend jusqu'au 12° de long. Donc elle présente des dimensions à peu près égales en longueur et en largeur et, bien qu'entre deux mers comme l'Italie, elle est plus continentale.

De grandes chaînes la coupent transversalement de l'Est à l'Ouest dans une direction un peu tourmentée : chaîne cantabrique et asturienne qui envoie ses branches en Galice; chaîne centrale entre les deux Castilles, Sierra Morena et S. Nevada. Les pics de cette dernière atteignent presque 3.500 mètres. En outre, les montagnes de l'Aragon et de l'Estramadure.

Les grands fleuves Douro, Tage, Guadiana, Guadalquivir, Èbre ont de très basses eaux en été. Point de grands lacs comme en Italie; moins de marais.

D'une manière générale, disons que l'isotherme de 15° passe au Nord, celui de 20 se retrouvant en Afrique; qu'on trouve au Nord, comme au centre, des moyennes de 10 à 15 et, dans les plaines du Sud, 18-20. La partie Est, Méditerranée, jouit d'une température plus douce que l'Ouest sur l'Atlantique. Les vents et la pluie présentent des différences notables.

CLIMAT NORD ET CENTRE

Climat Nord. — Le Nord comprend Catalogne, Aragon septentrional, Navarre, Biscaye, Asturies, Galice, partie de Léon et Castille. La partie maritime forme une bande de terrain à part ; la partie montagneuse est la plus étendue.

Entre-t-on par la Bidassoa, les maïs attirent l'attention par leur belle venue ; semblables à ceux de la vallée d'Argelès. Si c'est par la Catalogne, l'aspect ne diffère pas du Roussillon et toutes ces vallées granitiques plantées d'oliviers, toutes ces haies de cactus bordant la voie ferrée, rappellent la Provence ; la végétation s'étend aux bords de la mer. Les gros chênes-lièges de Perthus, décortiqués, décorent le tableau par leur teinte rouge (1). Mais si vous descendez vers Barcelone, d'une part, ou si, d'autre part, vous remontez vers les Asturies, les conditions changent : au pays basque, sitôt qu'on quitte la mer, la végétation du Midi fait place aux arbres de nos contrées : chênes, hêtres, châtaigners, etc. Quelques gros bois de construction. Il y a même des pommiers de Nor-

(1) La route de voiture de Perpignan à Barcelone par Gerona et Figueras, entre les montagnes et la mer, est intéressante ; il faut traverser quelques torrents.

mandie. Les prairies restent vertes. Mêmes arbres dans les Asturies et la Galice.

Cette longue côte jouit d'un climat assez tempéré : à Saint-Sébastien, protégé du Nord par le mont Orgullo, à Bilbao, sur le Nervion, les hivers sont peu durs et les étés moins chauds que dans les plaines de l'Adour. Les vents du golfe de Gascogne sont violents et pénibles et les pluies abondantes autant qu'à Bayonne ou à Pau. C'est une région très humide, surtout vers le Nord-Ouest, Galice, où Santiago s'appelle *el orinal de España*. Du reste, cette humidité en fait un sol fertile. Les monts cantabres ont de la neige une bonne partie de l'année. A Miranda j'ai vu couper le blé au 15 août.

Au nord de l'Èbre, en Aragon et en Navarre, les hivers sont froids ; dans la vallée même, à Calahorra et à Castejon, il m'a été dit que le froid était rigoureux ; pour ma part, à mi-août, j'y ai enduré une chaleur de 32-33° sans air, très accablante. Saragosse, alt. 200 mètres, est très sujet aux variations.

Climat centre. — Le centre comprend les Castilles, le sud de l'Aragon, l'Estramadure. Plateau élevé et coupé de montagnes, il renferme les villes les plus froides, Burgos, Valladolid, Ségovie, Avila, Soria, etc.

Burgos, altitude plus de 860 mètres, au milieu d'un désert, rasé par les vents Nord des montagnes, y voit la neige jusqu'au milieu du printemps, en été moins chaud que Madrid (1) de 2 degrés ; coups de soleil

(1) Madrid, ville de 600.000 âmes depuis les annexions ; elle n'en avait que 300.000 au recensement de 1869.

ardent. Valladolid, à 700 mètres, a des hivers froids et humides. Avila, 1.100 mètres, est plus froid, même au printemps. Encore Ségovie à 1.000 mètres. Tolède, 600 mètres, perché sur son rocher, sans être aussi mal partagé, reçoit des vents violents.

Madrid mérite quelques détails : situation cen- trale, loin de la mer ; latitude 40°25 ; altitude dépassant 600 mètres, observatoire 635 ; moyenne annuelle 13 à 14° ; hivers souvent à — 10° ; étés brû- lants jusqu'à 40. Automne assez sec ; printemps plu- vieux.

Faut-il rappeler les proverbes : *tres meses de invierno, nueve meses de infierno*, et encore : *el aire de Madrid es tan subtil que mata a un hombre y non apaga a un Candil* ; ce dernier est une allusion au vent du Guadarrama qui s'insinue si traîtreusement jusqu'à la peau et occasionne ces pneumonies mor- telles en 3 ou 4 jours dont j'ai vu quelques exemples à l'hôpital général. Ajoutez la colique de Madrid si douloureuse. N'allez pas vous asseoir au café, après 5 heures, sans manteau. Ce vent est encore plus per- fide que la *Tramontana* de Rome ; c'est un coup de stylet entre les côtes.

Et cependant le climat est sain ; Philippe II le choisit pour capitale et les reines y faisaient leurs couches (1).

(1) Mon observation personnelle a été courte : du 1er au 15 sep- tembre pression moyenne 704-705 ; temp. moyenne à 7 heures 20-22° ; à 2 heures 28-32 ; chambre au Nord 26-28. Variations notables de l'hygromètre matin et soir. Du 7 au 8 octobre : temp. de 2 heures 24-26.

Le temps était toujours beau et les soirées au Prado déli- cieuses.

On a fait beaucoup de plaisanteries sur le Manzanarès ; il fait triste mine, l'été, au milieu du plateau désolé. Tout cela faute

L'ancienne Manche, aujourd'hui provinces de Tolède, de Ciudad Real, Cuença, est célèbre par ses plaines désertes sans eau ni arbres jusqu'aux rives de la Guadiana, par ses vents brûlants et ses grosses chaleurs. Don Quichotte achevait de cuire sa cervelle dans la plaine de Montiel. Aufre fléau, les sauterelles. Une partie de l'Estramadure est désolée par la vaine pâture.

CLIMAT DU SUD

Cette partie demande plus de développement ; là se retrouve l'Espagne au ciel bleu chantée par les poëtes ; il faut distinguer les villes de l'intérieur et celles de la côte.

La vieille Andalousie comprend les pays de Cordoue, Séville, Jaën, Cadix, Huelva, Malaga, Grenade, auxquels il est bon de joindre Murcie, Alicante, Valence.

Aussitôt passée la Sierra Morena, après la région assez aride de Menjibar, c'est un ciel nouveau et la vallée du Guadalquivir aux terres rouges plantées d'oliviers.

A Cordoue commencent les cours intérieures des maisons revêtues de marbre, ornées de fleurs et de jets d'eau. Le *Paseo de la Victoria* étale ses aloès et ses cactus, la mosquée ses gros orangers.

d'industrie. M. Guilloux me conduisit dans sa ferme de Chammartin où j'admirai ses vignes et ses plantations ; avec de l'eau il avait créé une oasis dans le désert.

Les beaux bois de la Granja et d'Aranjuez montrent les merveilles de l'eau.

L'Escorial, à 900 mètres, a un hiver froid et long.

Séville, Grenade. — Nous prenons pour types de climat intérieur ces deux belles villes andalouses, assez différentes du reste.

Séville, peuplée de 150.000 âmes, offre bien des attraits à l'étranger qui peut hiverner sans ennui : excellents hôtels, maisons coquettes à balcons, cortiles et jardins embaumés ; cathédrale, alcazar, théâtres, manufacture de tabac où peuvent se voir les types des cigarières ; fabrique de canons, de porcelaine ; faubourg de *Triana* qui est le Transtevère de Séville. Les grandes attractions sont les courses de taureaux, la foire et la semaine sainte.

Latitude 37-38° ; altitude nulle ; moyenne annuelle 18-20° ; hivers doux sans gelées ; étés très chauds (1), souvent 35 à 40°. Pluies rares arrivant en automne.

Partout des allées d'orangers : à la *Plaza Nueva*, à l'Alcazar, dans la cour de la cathédrale, aux jardins *Las Delicias* et *M. Luisa*, au palais S. Telme, et, au dehors, tout le long du fleuve en bois interminables. Les palmiers y sont aussi de belle venue. Entre Séville et Cordoue c'est un jardin où les oliviers plantés en rang, dans la terre rouge, se mêlent aux arbres des pays chauds.

Grenade, moins grande que Séville, plus pittoresque, ne manque ni de bons hôtels, ni de ressources puisqu'elle possède le palais de l'Alhambra, type de la féerie orientale, et les repaires des *Gitanos*.

Lat. au dessus du 37°, un peu plus bas que Séville ; compensée par une altitude de 700 mètres. J'ai

(1) En 1876 le thermomètre monta à 44° ; il fut permis de coucher dehors. Les premiers jours d'octobre de la même année je notai 25-28 dans la journée ; la pluie arrivait après plusieurs mois sans eau. Le Guadalquivir devenait un ruisseau.

trouvé, avec l'anéroïde, environ 800 mètres à la tour de Vela et 900 au Généralife (1).

Moyenne annuelle 15°, ce qui fait 3° au-dessous de Séville, différence assez en rapport avec le niveau ; hivers rarement au dessous de zéro ; étés tempérés par le vent de la S. Nevada qui rappelle un peu celui du Guadarrama, le maximum n'atteint pas à 40°.

Les eaux de l'Alhambra, pures et abondantes, expliquent la taillle des ormes et des cyprès ; celui de l'Adultère est énorme.

Gibraltar. — Ville cosmopolite et bruyante, trop d'auberges, peu agréable à habiter sous le régime anglais du couvre-feu. Vue du bateau, c'est un coup d'œil magique sur le rocher de la baie d'Algésiras. De là se déroule la chaîne de Ronda. Promenade de l'Alameda.

C'est le point Sud extrême : latitude vers 36° ; moyenne 17° ; l'été jusqu'à 40° et soleil brûlant sur la roche calcaire blanche. Pluies d'hiver ; vents Sud-Ouest pénétrant dans la baie ; la ville regarde l'Ouest ; les vents d'Est parfois incommodes. En dépit de la flore africaine, ce n'est pas un climat agréable.

Tanger, de l'autre côté, presque même latitude, a une moyenne de 20° ; des chaleurs moins vives grâce aux vents N.-E (2) ; des coups de siroco comme à

(1) La *fuente* de *l'Avelano* m'a paru d'une abondance peu commune. J'ai pris la température de celle de *Juieio*, aux portes du palais ; elle est de 19°, dépassant la moyenne annuelle.

(2) J'ai eu la curiosité de prendre la température de la mer en septembre ; elle était de 24°, tandis que celle du courant supérieur de l'Atlantique, courant distinct par sa teinte glauque, tombait à 21°. Il arrive de l'Ouest comme une immense ondulation.

Alger ; des variations diurnes faibles en hiver ; des pluies d'hiver assez abondantes et 0,80 au pluviomètre ; en somme, assez bon climat ; mais que faire après avoir admiré les maisons blanches, les minarets et la Kasba ?

Cadix. — Ville importante, très commerçante ; vue du bateau, offre un coup d'œil magnifique avec ses maisons blanches. Bons hôtels, rues propres, population avenante.

Entre 36° et 37°, elle jouit d'une température douce en hiver et ne dépassant pas 30° en été. Cela s'explique par sa situation de presqu'île étroite comme jetée en pleine mer, ce qui l'expose à tous les vents (1).

Xérès est aussi propre que Cadix et ne connaît pas les rigueurs de l'hiver ; il y a entre les deux villes une ligne de marais salants.

Maintenant nous arrivons à la côte privilégiée où les villes d'hiver, toutes prêtes, ne demandent que des malades et une installation appropriée.

Entre Gibraltar et Almeria le coton et la canne à sucre se développent sous un ciel d'Afrique. D'Almeria à Motril s'étend le rideau protecteur des *Alpujaras*, partie des plus sauvages.

Malaga. — Ville de 100.000 âmes, commerce, distilleries et fabriques de tissus, ayant de bons hôtels (Alameda m'a laissé une impression favorable) et une belle promenade du même nom. Protégée au Nord par un grand cercle de montagnes lointaines, elle est ouverte au Sud ; les vents Nord-Ouest s'y font sentir.

____

(1) Fin septembre j'ai trouvé sur la plage 22° et au port 25°.

Latitude au dessous de 37° : moyenne 19°; hiver 12°—13°; oscillations journalières faibles; gelée inconnue; pluies assez rares, ciel clair (1).

La végétation est splendide : un propriétaire des environs me fit admirer de gros bambous, d'énormes ficus et des palmiers dattiers élancés ; ces arbres me parurent plus beaux que ceux des villas Moreno et Garnier à Bordighera. La *Véja* de la *Hoya* et d'*Antequera* sont d'immenses jardins où se cultivent les raisins à gros grains, les figues, les *Batatas dulces*, les cannes à sucre qui arrivent au marché toutes vertes ; le coton, le caféier, le cacaotier, l'indigo : on se croirait aux Indes.

En somme, Malaga est plus chaud et plus sec que la Corniche. Type d'un refuge d'hiver pour les maladies des voies respiratoires, elle n'en reçoit qu'un petit nombre ; quelques malades de Williams s'en sont bien trouvés. Les moustiques y sont assez piquants, même l'hiver.

Je passe rapidement sur *Murcie*, population 100.000 habitants, qui pourrait donner plus de confort aux étrangers. Grâce aux canaux des Arabes, le sol est très productif; hivers doux, étés très chauds. *Lorca*, dans la province, est réputé pour ses chaleurs insupportables.

De Murcie à Alicante trois heures de chemin de fer ; mais il vaut mieux faire huit heures de voiture par une splendide route : pour voir les paysans murciens au costume arabe ; les ruines moresques d'Orihuela et d'Elche; le paysage oriental. La

(1) En septembre, à sept heures du matin, l'air étant à 22°, la mer me donna 23°, densité 1.027.

huerta est peuplée de tournesols, de bambous et de rosiers énormes ; puis la forêt de palmiers hauts de 20 à 30 mètres, comme au-delà de l'Atlas. Arbres fantastiques qui dressent leur silhouette sur un ciel de feu, laissant voir au loin les vieilles coupoles d'Elche. Je les ai vus chargés de fruits en octobre. *No hay mas que Elche!*

Alicante. — Bien bâtie, aux rues droites et larges,très commerçante, elle a de bons hôtels ; j'ai pu apprécier *Bosio*. Elle regarde le Sud, protégée au Nord par la masse du *Barbara* dont la forteresse perche à 300 mètres.

Latitude au dessus de 38°; moyenne annuelle 17° ; hivers sans gelées; maximum d'été 30°; vents de mer dominants, grands palmiers sur la promenade *Los Martires*. On connaît la qualité des vins. J'ai vu des baigneurs sur la plage en octobre; sable vaseux.

D'Alicante à Valence se continue, par *Elda* et *Manovar*, la route à travers les terres rouges fertiles où croissent les oliviers, les caroubiers et les palmiers ; puis, quittant la mer, elle s'engage au travers de montagnes calcaires abruptes pour descendre à *Jativa* où coule une grosse fontaine. Le point culminant est *Fuente de higuera*, 5-600 mètres.

Il vaut la peine de se détourner pour voir les agaves et la canne à sucre de la huerta de *Gandia* et la ravissante côte de *Denia*, laquelle n'a rien à envier à la Corniche. Que l'on se détourne vers l'Ouest, c'est la région d'Albacete où reparaît le climat continental.

Valence. — Valence du Cid, grande cité de près de 200.000 âmes où se voient les costumes à la moresque, où le jupon flottant des hommes rappelle la foustanelle des Albanais ; où se rencontrent les femmes blondes, vestiges de l'invasion germaine. L'installation du Grand Hôtel est un progrès.

Latitude entre 39 et 40° ; moyenne annuelle 18° ; hiver 12°, sans gelées ni brouillard ; étés chauds, tempérés par la brise matinale ; la mer est à quelques kilomètres au Grao. La rivière Turia est à sec l'été.

Sur les promenades *Alameda* et *Glorieta* les bananiers se mêlent aux bambous. Les primevères et les violettes commencent en décembre.

La huerta est célèbre par sa grande forêt d'orangers, véritables arbres gros et touffus, s'étendant à plusieurs lieues. Grâce aux canaux des Arabes l'irrigation corrige les ardeurs de l'été : les grappes de raisin semblent venir de Palestine ; le mûrier prospère et le caroubier donne assez de fruits pour servir de fourrage.

Les rizières ne sont pas le beau côté, à cause des fièvres. Le lac d'Albufera avec ses vapeurs et ses moustiques n'est pas un bon voisinage (le maréchal Suchet fut créé duc d'Albufera). Enfin l'eau potable est médiocre, c'est le revers du tableau (1).

Dans la contrée de Castellon se poursuivent les vignes, les figuiers, orangers, caroubiers en diminution progressive.

Barcelone. — Plus de 300.000 habitants et autant dans la banlieue ; un commerce maritime qui la place à côté de Marseille et de Gênes, une Bourse très animée, un concours d'étrangers de toute nation

---

(1) Signalons sur cette côte les vieilles tours de vigie qui rappellent celles de la côte italienne.

en font le point le plus vivant de la Péninsule. Il a été parlé plus haut de ses hôtels, cafés, restaurants, théâtres.

Le cours de la *Rambla*, N.-O.-S.-E., est une magnifique artère allant de la *plaza de Cataluna* jusqu'à la mer. Au Nord le *Paseo* de *Gracia*, au Sud le *Paseo* de *Colon* sur le port planté de palmiers et d'orangers ; plus loin *El Parque* très coquet d'où la vue s'étend sur les montagnes et sur la mer. Ajoutons les grands boulevards de la ville neuve.

Latitude entre 41 et 42° ; moyenne annuelle 17° ; hiver 9-10° ; été 24. Pluies par les vents d'Est ; brouillards rares. Les environs offrent une riche culture : de grands champs de maïs, des haies d'aloès, etc. (1).

Barcelone a donc ce qu'il faut pour constituer une bonne et agréable station d'hiver. Nos compatriotes y retrouveront la vie française. Pour cette raison j'ai cru devoir la placer à la suite des villes méridionales, malgré sa latitude. Du reste, la Corniche montre assez combien l'abri est compensateur.

En résumé, de Cadix à Barcelone l'Espagne possède une admirable côte tracée par la nature pour des villes d'hiver.

Baléares. — Palma possède un hôtel convenable, à prix modérés, et quelques maisons propres. Les

---

(1) A la fin d'octobre, le thermomètre tombait à 12-15° après les pluies. En ce moment je constatai un brouillard assez épais le matin dans la campagne. Temp. de la mer 19°.

Ce jour-là je relevai la hauteur du Monjuich, 175 mètres. De ce point dominant la ville il est aisé d'estimer sa situation. Quant à la vue du Monserrat sur les Pyrénées et sur la mer, j'en connais peu d'aussi grandioses.

parties montagneuses s'élèvent jusqu'à 1.500 mètres. Palma est plus abrité que Mahon des vents du Nord ; ceux du Midi sont chauds l'été et entraînent la sécheresse ; c'est au printemps que s'étalent les tapis de verdure.

Latitude entre 39 et 40°, année 18°, hiver 12° ; cela s'entend des plaines. Les orangers et les caroubiers sont pareils à ceux de la côte opposée.

Il est fâcheux que la traversée soit aussi longue depuis Barcelone, car l'hiver est doux et la vie facile.

Malte, sous le parallèle 36, a la même moyenne d'hiver, mais une moyenne annuelle de 19 ; cela à cause des vents N.-E. de l'hiver et du siroco d'été. Avec cela des pluies tropicales. J'y ai souffert de la chaleur.

En Sicile les moyennes de l'année sont d'environ 18 et celles de l'hiver 12.

Dans la province d'Alger l'année est aussi 18 ; mais l'hiver 14. Les vents dominants sont N.-E. et N.-O. ; le siroco de temps en temps. Température assez variable. Les pluies sont abondantes en octobre ; je les ai vues se prolonger quinze jours de suite ; la hauteur au-dessous d'un mètre. Biskra se rapproche du désert.

De là cette conclusion que la Péninsule n'a rien d'inférieur au pourtour méditerranéen. Du reste, il est à observer que le sud de l'Espagne est plus bas que le nord de l'Algérie. Les observations sont là ; mais le meilleur témoin c'est la flore.

Que manque-t-il donc à cette contrée si bien partagée par la nature ? Il lui manque l'initiative et l'installation. Alors l'admirable côte que nous venons de parcourir sera pour la Corniche une rivale.

Canaries.— Anciennes Fortunées ou Hespérides, connues des Phéniciens et des Carthaginois. Ténérife est au centre de cet archipel et le domine de son pic volcanique, 3.700 mètres. *Las Palmas, Santa Cruz, Orotava*, villes principales, ont d'assez bons hôtels visités par les Anglais.

Latitude 28° en moyenne ; les altitudes sont très diverses depuis les stations du rivage jusqu'à celles de 1.000 mètres. Année 21-22° ; hiver 16-18 ; été 25 ; oscillations annuelles 7-8°. Minimum de la mer 18. Le parasol du pic maintient l'égalité de température. Point de fraîcheur subite au coucher du soleil. Vents Nord frais ; vents d'Afrique rares ; printemps délicieux. Pluies d'hiver, hauteur 60 à 80 centimètres.

Indications : bronchites chroniques, asthme, phtisie.

Madère perd de son ancien renom. Latitude 32, à 500 kilomètres en mer, terrain volcanique. Année 19, hiver 16, été 22 ; plus loin des vents d'Afrique. Climat plus marin, assez égal, mais trop mou et énervant. Convient aux formes irritables des muqueuses respiratoires. Dyspepsies après long séjour.

La ville de *Funchal* est connue de tous les pays ; ici la longueur du trajet est un obstacle.

Les *Açores* sont encore plus loin dans l'Atlantique, plus humides et moins organisées pour un séjour.

Sur la route de Zumarraga à Cestona, j'ai trouvé une source abondante, à température fixe de 12° ; environ la moyenne annuelle.

SOL

Nous avons dans le Bulletin de la Société géologique plusieurs bons articles de De Verneuil, de Barrois, de Calderon, de Casiano de Prado.

De Verneuil a dressé une carte géologique assez complète ; il eut le mérite de distinguer le mummulitique du crétacé au sud des Pyrénées. Plus tard, 1889-1893, parut la carte en 15 feuilles, par une commission d'ingénieurs, sous la direction de F. de Castro, carte détaillée. Almera en a publié une spéciale à la Catalogne.

Des collections minéralogiques se trouvent dans les musées des grandes villes : j'ai vu à Madrid quelques beaux spécimens de blende, de galène et une grande plaque de cuivre natif ; de gros rhomboèdres de spath d'Islande, de l'aragonite coralloïde, de beaux cristaux de gypse, de soufre de Conil ; des marbres divers, etc.

Orographie. — Les montagnes présentent quelques sommets élevés : aux Pyrénées le mont Perdu et la Maladetta jusqu'à 3.400 mètres ; dans la S. Nevada le Muleyhacen dépasse 3.400 mètres, le Moncayo 2.340, etc.

Les Pyrénées se continuent par les monts Cantabres qui prennent la direction E.-O. et détachent des rameaux en Galice et en Portugal. La chaîne s'abaisse entre S. Sébastien et Santander où les sommets ne dépassent pas 1.500 mètres. En général les grandes chaînes ont la direction E.-O. avec des courbes ou des rameaux S.

L'Espagne a, comme nous, son plateau central, mais à surface plus uniforme et n'offrant point les sommets éruptifs qui donnent au nôtre son cachet. Ce soulèvement miocène a donné son principal effort entre Burgos et Soria ; l'altitude moyenne est de 6-800 mètres ; vers Teruel, près de 1.500 mètres ; ce soulèvement correspond à celui des Pyrénées.

Il est probable que le grand mouvement entre l'éocène et le miocène, synchronique au soulèvement pyrénéen, est dû à des pressions latérales dans le sens des méridiens ; le sol a été porté à la hauteur actuelle et les rivages déterminés.

Entre Burgos et Soria se voit la falaise crétacée.

L'élévation du sol donne aux cours d'eaux un régime torrentueux et inconstant, d'où le double fléau de la sécheresse et de l'inondation. Ceci explique aussi le ravinement, la dénudation et la masse des terrains de transports (1).

Volcanisme. — La zone des volcans qui passe par l'Asie Mineure, les îles grecques et le sud de l'Italie traverse aussi le sud de la Péninsule. L'Andalousie a vu de nombreux tremblements de terre, dont le plus désastreux fut celui de Lisbonne, 1755.

A la suite du tremblement de Lisbonne la source d'Alhama de Grenade tarit pendant des mois entiers ; celle de Caldas de Malavella s'arrêta 15 jours. A Montserrat apparurent les eaux d'Esparraguera (la Puda). Une autre commotion modifiait plus tard

----

(1) Le Tage, l'Èbre, le Jalon, la Segura coulent dans des gorges profondes (*Barancos*). A Tolède, le Tage coupe le promontoire granitique ; entre Frias et Miranda l'Èbre offre des escarpements considérables. Le Douro, mieux alimenté par les montagnes de Soria, a un cours plus régulier.

les eaux d'Arnedillo. En 1852 celles de Cestona disparurent.

Parmi les volcans éteints on cite ceux d'Olot dont les 14 cônes, assez analogues à ceux d'Auvergne, n'en ont pas le développement ; au S.-E. ceux du *Campo* de *Calatrava*.

D'Almeria à Carthagène trachytes et basaltes ; ophites sur le versant pyrénéen, en nombre moindre que sur le côté français ; autres sur le versant Nord cantabrique. Encore sur d'autres points en connexion avec des sources salées.

Terrains. — Presque tous y sont représentés : diluvium rouge de Madrid aux pieds du Guadarrama, de Tolède et argiles diluviales de Cordoue ; cailloux roulés de Logrono. Miocène très étendu sur les deux bords de l'Ebre de la province de Barcelone jusqu'à Burgos et Valladolid ; de Guadalajara à Albacete, de Séville à Jaen. Dans la région de Madrid c'est du miocène lacustre sur la craie. Nummulitique bien étudié par de Verneuil, formant une bande de Victoria à Gérone, fortement relevée ; le nummulitique se retrouve dans l'Aude. Crétacé, autre bande également relevée comme celle du côté français et se poursuivant dans les monts Cantabres, où elle plonge vers la mer. Jurassique et lias entre Valence et Aragon. Trias peu répandu. Carbonifère du côté des Asturies. Le calcaire atteint 2.000 mètres de puissance.

Les terrains anciens se rencontrent dans les montagnes : le dévonien, 1.000 mètres, le silurien et le cambrien, jusqu'à 3.000 mètres, ont une grande puissance dans les Asturies et la Galice. Le granite et le gneiss abondent en Galice, dans le Guadarrama (gra-

2

nite ancien comme à Tolède), vers Avila, à Tolède, où j'ai recueilli de gros fragments feldspathiques, en Andalousie, du côté de Gérona, etc.

Mines et autres gîtes. — Nous avons vu comment les Phéniciens et les Romains avaient commercé avec l'Ibérie. Pline mentionne les mines de fer de *Sommorostro* en Biscaye et *Las Medullas*, province de Léon; Almaden fut connu de Théophraste. Les métaux fer, cuivre, plomb, zinc, argent des Pyrénées françaises se retrouvent en Navarre, en Biscaye et dans le Nord-Ouest. En Andalousie et dans tout le Sud il y en a bon nombre, le plomb en première ligne, surtout dans le silurien. Nous y reviendrons à propos des eaux.

Le grand filon de cinabre d'Almaden et le cuivre de Rio-Tinto sont connus du monde entier; l'ancienne Tharsis était-elle en ce point de Huelva? Les sables aurifères de Baza (Grenade) étaient encore exploités lors de mon premier voyage; l'augmentation de la main-d'œuvre a fait abandonner plusieurs industries de ce genre, comme dans l'Ariège.

Le sel est un produit très abondant : sans parler des marais salants de Cadix, des montagnes de sel, les lacs miocènes du plateau central et ceux des bords de l'Ebre ont laissé des dépôts de sel et de gypse importants. Nous citerons les salines de *Valtierra* et celles de *Remolino*, célèbres par l'aventure de Don Quichotte; la roche de sel de Cardona, au nord de Manresa, en Catalogne, laquelle roche mesure 100 mètres de haut et plusieurs kilomètres de pourtour. A Valtierra et à Tauste, sel de Glauber.

Terrains divers. — Les plaines du Sud et spécialement de l'Andalousie, telles que la vallée du

Guadalquivir, d'Andujar à Séville, les *vejas* d'Antequera et de Grenade, celles d'Alicante à Valence,
sont tapissées d'argiles ocreuses dont la couleur
rouge attire l'attention. Ces terres, si colorées et si
fertiles, sont très communes dans la Péninsule et
m'ont rappelé celles de Provence.

La dénudation et le charriage nous rendent compte
de la quantité des poudingues et des grès. J'ai recueilli les grès les plus variés depuis le mont Orgulo
de S. Sébastien par Durango et Bilbao; dans la
province de Barcelone grès de Monjuich et poudingues de Montserrat; puis ceux de Valence, de
Malaga, et les poudingues du *Sacro monte* de Grenade. Nombre de ces grès sont très colorés en rouge
comme les argiles ; je les ai trouvés notablement
ocreux.

Les calcaires sont variés, assez souvent marmo-
réens et quelquefois dolomitiques, par exemple
dans les Asturies, à Alhama de Aragon, à Carratraca.
Ici la dolomie se partage entre la chaux et la magnésie,
le carbonate magnésien n'est guère que la moitié
en poids du carbonate calcaire.

Le calcaire dolomitique se rencontre dans le trias,
par exemple, à Sagonte; jaunâtre ou gris, dur, ca-
verneux. On le trouve dans la craie, rarement dans
le jurassique.

Dans le dévonien de Léon, marbres colorés d'aspect pyrénéen.

A S. Sébastien (mont Orgulo), les tables de grès
plongent vers la mer à 45° de pente. A Durango,
forte inclinaison. A. Monjuich (Barcelone) également.

Ces grès sont tantôt durs, tantôt sableux et

limoneux. A Barcelone et à Valence, j'ai vu des grès durs employés à la construction de digues. A Malaga, le grès rouge est tendre, limoneux. A Grenade, les poudingues du *Sacro monte* se composent de cailloux de gneiss, de quartz et de micaschistes liées par un ciment argileux.

J'ai trouvé dans le grès de Valence 0,35 % de fer ; dans celui de Bilbac, 0,50 ; dans celui de Malaga, 1 % ; ailleurs des quantités variables. Presque toujours un peu de manganèse. Les proportions de sable et d'argiles variables.

EAUX MINÉRALES

L'Espagne est un des pays les plus riches en eaux de ce genre. Rubio en comptait 1.200 ; il y en a de nouvelles aujourd'hui, peut-être 1.500, à peu près comme en France. Ces chiffres ont besoin de contrôle. Toujours est-il qu'il y en a près de 200 déclarées d'utilité publique, qu'elles reçoivent près de 100.000 baigneurs et qu'en 1900 le nombre des médecins officiels était de 110.

Législation. — Les villes d'eaux sont encore sous le régime de l'inspectorat, aboli chez nous et presque partout ailleurs. Cela ne porte point obstacle à l'exercice professionnel des médecins libres.

La législation a subi de nombreuses modifications depuis le commencement du siècle passé. J'ai vu fonctionner la loi de 1874 : déclaration d'utilité publique ; médecins directeurs dépendant de la *Gobernacion*, nommés au concours par un jury hydrologue, remplissant des fonctions précises. Ils ont la surveillance sur les établissements balnéaires et le mode d'emploi des eaux ; les soins gratuits aux indigents ; les rapports annuels, etc. Quelques-uns font partie de la Commission annuelle de statistique ; ces listes ne comprennent que les malades traités et mentionnent le genre de maladies et les résultats. Il est entendu que le gouvernement se renseigne et inter-

vient avec l'avis du Conseil d'hygiène et de l'Acadé-
mie de médecine de Madrid. La durée des saisons
thermales est fixée par un décret.

Les médecins directeurs avaient des appointements
qui allaient jusqu'à 2,000 pesetas ; de plus, ils rece-
vaient de chaque malade, pour la simple autorisa-
tion du traitement, un droit de 10 réaux (1).

En février 1877 était fondée, par décret royal, la
Société d'hydrologie espagnole, après la *Junta diret-
tiva* de mai 1876. Le journal périodique des Annales
fut l'organe de la Société nouvelle et ouvrit l'ère
d'une activité scientifique remarquable.

J'ai le souvenir du mouvement produit en 1876,
époque où je fus en rapport avec les principaux fon-
dateurs : Salgado, M. Taboada, G. Lopez, Arnus,
Zavala, Bonillu, Villafranca, H. Silva, etc. La plupart n'existent plus, mais ils survivent par leurs
œuvres !

La cure. — La cure aux eaux espagnoles offre
quelques particularités : en premier lieu la *Neuvaine*,
préjugé contre lequel ont lutté les médecins, parfois
avec succès, sans pouvoir le déraciner tout à fait.
C'est là un obstacle au bon résultat du traitement.
Souvent les vingt et un jours nous gênent ; que
sera-ce des neuf jours? Cette vieille coutume a laissé
des traces dans quelques petits bains de notre Midi.

Les saisons, dans les bains du Nord ou sur des
points élevés, se font en été de mai à octobre,

(1) Ce système qui, selon moi, a son bon côté et ne porte aucune
atteinte à la liberté trouva des approbateurs au Congrès de
Clermont. Il semble avoir accru la prospérité des villes balnéaires.

Voir *Costumbres balnearias* de Pinilla, 1897.

tandis que dans les régions chaudes il y a interruption ou fréquentation moindre en plein été ; ailleurs
c'est l'affluence.

La vie des eaux est, en général, plus calme qu'en
France ou en Allemagne. J'ai vu le temps où les
réunions dans les hôtels étaient la distraction,
réunions qui se prêtaient assez à une douce intimité.
Aujourd'hui apparaissent les casinos et les salles de
fêtes aux lambris dorés. C'est le progrès, dont le
système nerveux paie les frais.

Si l'on vit à l'espagnole, c'est le chocolat du
matin et du soir, le dîner d'une heure, le souper
de huit heures. Analogie avec l'Allemagne, le café
remplaçant le chocolat. Maintenant, dans les
nouveaux hôtels, la tendance est de vivre à la
française.

Classification. — Nous devons insister sur ce côté
important de l'hydrologie espagnole. Quelles que
soient mes sympathies pour mes confrères de la
Péninsule, et mon désir de leur plaire, je ne saurais
les suivre dans leurs classements : je ne puis ranger
la Garriga, avec Cl. Na 0,10, parmi les chlorurées ;
Sobron, avec0,10 de CO^2 NaO, parmi les bicarbonatées ; non plus qu'Alanje avec 2CO, CaO 0,11 ; Bellus
parmi les sulfatées calciques avec SO^3CaO 0,17, etc.
Nous verrons que la plupart de ces eaux, ainsi
disséminées dans les groupes, sont des thermales
simples.

Vient la question de l'azote et des eaux azotées
qui a tant passionné les médecins d'Espagne, et
pour laquelle ils ont rompu tant de lances dans les
Congrès de Séville 1882, de Barcelone 1888, et tous
les Congrès internationaux depuis Biarritz. Ils

s'étonnent que leur classe des azotées ne figure pas dans les traités classiques d'hydrologie.

Les caractères qu'ils leur donnent sont : 1° *predominio quimico* ; 2° *predominio terapeutico* ; 3° *mineralization indiferente.* Je crois avoir démontré, dans mon travail sur l'azote, 1889, qu'il n'y a ni prédominance chimique, ni thérapeutique ; que la minéralisation indifférente n'a rien à voir que pour les appeler thermales simples.

Il y eut un moment où les 710 centimètres cubes d'azote de Panticosa purent impressionner ; mais voici que S. y Diez abaisse les chiffres à 15 ou 20 centimètres cubes et que X. de Pedro fixe la quantité active à 25 centimètres cubes. C'est l'histoire de Lippspringe en Westphalie et de Buxton en Angleterre. Dans cette localité, Musspratt avait accusé 1.800 centimètres cubes par litre.

Nous faisions remarquer que beaucoup d'eaux thermales simples ou sulfureuses, soit aux Pyrénées, soit en Auvergne, soit en Allemagne, contenaient ces mêmes proportions de nitrogène. Ici, nous ne pouvons établir une discussion complète.

Je dirai des eaux d'Espagne, comme des eaux d'Italie, qu'elles échappent par leur complexité à une classification chimique régulière, que les principes chlorurés, sulfurés et ferrugineux s'y associent fréquemment ; que les thermales faibles y sont nombreuses ; qu'il y a beaucoup de sources très chaudes et dont le débit dépasse 1.000 mètres cubes.

Je suivrai la division par régions où je trouve des analogies de terrains, de climat et souvent de constitution. J'userai des noms d'alcalines, salées, sulfureuses, ferrugineuses, noms consacrés par l'usage; de thermales simples, etc.

BAINS DU NORD

Ils appartiennent presque tous à la région montagneuse pyrénéenne cantabrique. Le défaut de communications a longtemps entravé l'essor de ceux du versant Sud pyrénéen. Les nouvelles lignes de Navarre et de Catalogne ont ouvert un accès plus facile; mais, au Centre, il y a encore une lacune considérable; en sorte que sur ce point où le versant Nord est peuplé de nos bains les plus en renom, tels Eaux-Bonnes, Cauterets, Luchon, etc., nous n'avons ici que Panticosa.

PANTICOSA

Province de Huesca, Aragon. Autrefois le trajet en voiture, de Huesca, était interminable; aujourd'hui c'est 40 kilomètres de la station de Sabinanijo de la voie ferrée de Jaca. Des Eaux-Chaudes ou de Cauterets route de voiture et chemin de mulets.

Situation pittoresque dans la haute montagne avec sa *Pradera*, espace de 24 hectares où l'on entre par le défilé du *rio Calderès*; son lac et ses cascades, son grand rideau de neiges vers le Nord.

Au temps du long voyage, les malades y affluaient déjà et les nombreux hôtels y étaient convenables; c'était une des stations que nous connaissions le mieux. Aujourd'hui nouveaux progrès dans l'hygiène et le confort du logement. Le nombre des baigneurs atteint 2.600.

Climat, sol. — Le climat a une importance spéciale ; pour nous il est même l'agent principal : latitude 42° 43° — altitude 1.600 mètres ; c'est la véritable cote, les anciennes erronées. Station la plus élevée d'Espagne, dépassant Barèges de 300 mètres, Louèche de 200 et même Davos.

Le climat se ressent de la hauteur et du voisinage des neiges : moyenne d'été 15°, se rapportant plutôt au gros été ; moyenne hygrométrique 60 ; baromètre 640. Les vents se distinguent en ascendants de vallée et descendants de montagne ; ces derniers froids le soir après l'ardent soleil, et dangereux pour les nouveaux arrivés ; le vent Sud, sorte de *fœhn*, est énervant comme à S. Sauveur et Cauterets.

Le printemps et l'automne sont assez froids ; la bonne saison est en juillet et août, courte comme au M. Dore. Le ciel est alors d'une pureté merveilleuse (1).

Le granite se relie à celui d'Ossau et de Cauterets ; quelques porphyres. Dans la vallée de la *Tena* commence le dévonien ; il y a d'anciennes mines d'argent.

Sources. — Elles sortent du granite. Les médecins de la localité distinguent : F. de l'*higado, herpès, Estomago, Purgante,* et la nouvelle S. *Agostino,* 1881. Leur température est de 21-30° ; le débit total dépasse 80 mètres cubes ; minéralisation faible, 0,12 à 0,15. Aucun intérêt à l'analyse des divers éléments. L'higado, la plus azotée, a 20 centimètres cubes de ce gaz.

(1) Sur ce versant la vigne monte entre 5 et 600 mètres, le châtaignier à 800, le pin à 2.200.

D'où la nécessité de classer cette eau parmi les thermales simples, d'autant que la sulfureuse l'est très peu

Indications. — Les deux agents principaux du traitement sont l'altitude et les inhalations azotées ; de plus la balnéation azotée remise en honneur par Arnus. En vertu des nouvelles idées la respiration de l'air de la montagne et les exercices méthodiques se prescrivent de plus en plus. Les salles d'inhalation azotée conservent leur vogue en s'améliorant et s'assainissant. Il y a des cabinets pour inhalation individuelle. Peu à peu s'en va le préjugé de la neuvaine et des quinze jours.

Il est exact que le pouls se ralentit et que la respiration s'amplifie, d'où la sédation vantée par Arnus. D'autre part, *Espina y Capo*, dans son excellente monographie, 1895, nous met en garde contre les premières atteintes de ce climat si différent des plaines, contre l'abus de l'exercice et les conséquences de l'excitation cardio-vasculaire, les hémoptysies. La direction médicale est indispensable. Il conseille la modération dans les réunions du Casino et le long repos de la nuit.

Les tuberculeux constituent toujours le fond de la clientèle. Panticosa en reçoit presque autant que les autres stations réunies ; il en passe au moins 800 par saison. Le plus grand nombre sont améliorés, quelques-uns dans le statu quo, peu succombent.

Les plus grands succès se rapportent à la jeunesse et à la première période, auquel cas les guérisons atteignent 8 à 10 %.

Dans l'imminence de la maladie, lorsque les formes thoraciques et la mensuration, en même

temps qu'une croissance trop rapide et un état ané-
mique, annoncent le danger, même en l'absence de
signes matériels, le séjour et le traitement rationnel
modifient heureusement l'état général. C'est un des
triomphes de Panticosa.

Si la phtisie prend une marche aiguë ou si la
fièvre hectique persiste avec la fonte des produits
morbides, n'attendez aucun résultat. La laryngite
ulcéreuse est souvent rebelle.

A la suite de la tuberculose se rangent les phleg-
masies chroniques des voies aériennes, des fosses
nasales au parenchyme pulmonaire. Sur 800 bronchitiques le quart compte comme guérisons.

Dans toutes ces affections chroniques de l'arbre
aérien, les inhalations font cesser la toux férine ; les
crachats visqueux, odorants se fluidifient, diminuent
parfois jusqu'à disparaître ; les râles sont moins
humides et les infarctus de la pneumonie chronique
tendent à la résolution ; action décongestionnante
du M. Dore. Aussi Arnus disait-il avec raison que
l'hémoptysie s'apaisait si elle n'était pas de cause
cardiaque.

Les bains calment l'éréthisme, les douleurs névral-
giques, les sueurs et favorisent le sommeil ; la
douche trouve quelques applications.

Bons signes, dans ces états plus ou moins con-
somptifs : le retour de l'appétit, l'augmentation de
poids et de force musculaire Ces cas assez nombreux ont fait la réputation de Panticosa. Les médecins distingués qui y ont pratiqué longtemps n'ont
jamais eu la prétention d'un agent spécifique, mais
bien d'un traitement spécial modifiant et remontant
l'organisme et lui permettant de lutter et parfois de

vaincre. La guérison des phtisiques est rare, mais possible.

Les maladies de l'estomac et du foie, en dépit des fontaines de l'higado et de l'estomago ; celles de la vessie, de la matrice et de la peau tiennent peu de place en la clinique.

En somme, sans avoir besoin de discuter l'azote, nous avons ici une spécialité incontestable dans les affections de poitrine, spécialité qui la rapproche du M. Dore avec des analogies de traitement.

Caldas de Bohl. — Nous rapprochons cette station de la précédente à cause de son voisinage de la frontière française, val d'Arran, et de sa situation dans la haute montagne, non loin de la Maladetta. La route, longue et difficile depuis Lerida par Balaguer, et le défaut d'installation n'attirent que peu de visiteurs. Terrain granité.

Climat d'altitude 1.400 mètres, moyenne d'été 16° ; saison courte ; source ferrugineuse froide 6° ; sources sulfureuses chaudes jusqu'à 50° ; minéralisation 1 gramme, sulfuration forte, chiffre exagéré.

Ici rien de disposé pour les maladies thoraciques. Rhumatismes, névralgies et paralysies, dermatoses et syphilis.

En Catalogne, dans les provinces de Gerona et de Barcelone, se trouve un groupe assez important d'eaux qui s'alignent le long de la bande granitique partant des Pyrénées. Elles sont comprises entre le 42° et le 41° de latitude. Le voisinage des montagnes tempère la chaleur et permet la saison d'été presque sans interruption. Les sources sont en général chaudes.

S. Hilario. — Se présente, en premier lieu, à 30 kilomètres de Gérona ; visitée par 7 à 800 personnes. Son altitude, 700 mètres, lui donne un vrai climat montagneux. Les sources froides, 12-14°, sont assez fortement gazeuses et contiennent près d'un gramme de bicarbonates alcalino-terreux, ce qui les classe parmi les alcalines mixtes. Les principales indications s'adressent aux dyspepsies gastro-intestinales, aux lithiases biliaires et uriques. C'est un petit Vichy catalan ; disons plus volontiers un Boulou catalan à cause des analogies de température, de constitution et d'applications.

Caldas de Malabella. — A 12 kilomètres de Gerona ; malgré son manque d'installation compte également 7-800 baigneurs. Quelques roches éruptives apparaissent aux environs. Les sources ont jusqu'à 60°, un fort débit, une minéralisation de 0,7 qui ne permet pas d'en faire un Vichy catalan et les range parmi les thermales simples.

L'eau sert aux usages culinaires comme à Dax. Les rhumatisants sont pour moitié des malades ; puis les névralgies, paralysies, voies respiratoires, traumatisme, etc.

Caldas de Estrach. — Près Mataro ; de la station se voient les maisons blanches. Installation médiocre, peu de baigneurs. Source 41°, débit assez abondant. Salée faible. Rhumatismes, névralgies, dermatoses, maladies de matrice, etc.

La Garriga. — Près Granollers. Installation médiocre ; près de 600 personnes. Profite du voisinage de Barcelone. Sources jusqu'à 44° ; débit abondant ; principes salins 0,3 à 0,4 dont Cl.Na 0,10 à 0,15 ; pourquoi dite chlorurée sodique?

Le rhumatisme domine ; névralgies, paralysies ; dermatoses ; troubles utérins ; traumatisme, etc.

Deux bains, de vieille renommée, méritent de nous arrêter un peu plus longuement ; il s'agit de Caldas de Montbuy et la Puda dans la province de Barcelone et peu éloignés de la grande ville.

CALDAS DE MONTBUY

Station de Mollet et à 24 kilomètres de Barcelone. Il n'y vient plus qu'un millier de baigneurs, tandis, qu'il y a vingt ans, la seule maison Garau en recevait presque autant.

J'ai vérifié l'altitude, 220 mètres. Un cercle montagneux protège au N.-O. Les étés sont chauds, le froid de l'hiver atténué par le bassin thermal. Les bains sont ouverts toute l'année avec un peu d'interruption au gros été.

Le torrent Montbuy coule à travers le sol granitique ; granite gris à gros grains, friable, ce qui fait que les environs sont couverts de sable granitique, sol favorable aux conifères. J'ai trouvé feldspath altéré, hornblende, blocs porphyriques à gros éléments, arkose à ciment argileux. Le terrain tertiaire est voisin. Les environs de Barcelone font contraste par leur fertilité.

Sources et bains. — Parmi les sources, la *Fuente del Leone,* sur la place centrale, coule en abondance ; temp. 70°, j'ai trouvé 68 au gros robinet ; c'est la plus chaude de l'Espagne. Elle m'a rappelé celle d'Acqui coulant aussi sur la place à 75°, servant également aux usages domestiques. — Sur un gramme de principes domine le chlorure de sodium, ce qui fait qu'elle mérite à peine le nom de salée. Du reste sans goût et sans réaction aux papiers.

D'autres sources analogues alimentent les maisons de bains particulières. La maison Garau m'a laissé bon souvenir et plusieurs personnes se louaient des maisons Rius, Font, Llobet, etc. Ces établissements comptent plus de cent cabinets convenables, munis d'appareils de descente pour les paralytiques ; quelques étuves, des douches et des bassins de réfrigération. De plus un hôpital avec piscines.

Indications. — Les bains sont le fond du traitement. La foi était si grande qu'on allait jusqu'à transporter l'eau, pour bains, à Barcelone. Les médecins n'ont assuré qu'ils obtenaient des malades un séjour de plusieurs semaines en dépit de la neuvaine.

J'ai vu des rhumatismes chroniques de tout genre, même noueux, et le nombre des malades venant de la vallée de l'Ebre m'a étonné. Ils étaient assez contents du résultat. Névralgies et paralysies, quelques-unes apoplectiques récentes, ce qui concorde avec la clinique de B. Larchambault, eau chaude aussi et salée faible. Quelques syphilis et des blessures de guerre, chez les soldats, à l'hôpital.

C. de Montbuy me paraît un bain de premier ordre, trop négligé et dont B. Lancy me paraît l'équivalent par la température, la constitution et la clinique.

LA PUDA

Située aussi aux environs de Barcelone. De la station d'Olesa 4 kilomètres, beau viaduc. Dans la vallée du Llobregat le clocher d'Esparraguera embellit le paysage. La montagne de Montserrat domine ; point de vue magnifique sur la mer et toute la contrée.

L'hôtel est sur la rive gauche de la rivière encaissée profondément. Un pont de bois conduit à la terrasse plantée de platanes. Le bâtiment a bon aspect : vaste *comedor* pour 150 personnes, salons et trois étages de chambres convenables. Les baigneurs ont diminué, 7 à 800 seulement.

Climat assez tempéré malgré la latitude, soirées fraîches dans la vallée, un peu triste le soir. La saison est terminée en octobre.

Le sol est maigre, peuplé de pins, coupé de ravins dits *barrancos* ; cela diffère de la contrée si riante des environs de Barcelone. Ce sont des schistes paléozoïques gris rosé, satinés, friables, limoneux ; quelques-uns plus durs offrent des veines quartzeuzes ou calcaires. Dans les ravins ce sont des argiles rouges assez ocreuses, 0, 50 0/0 (par moi), et un peu manganésiennes qui colorent la rivière.

Sources, bains. — Les principales sources ont 27 à 29° ; un débit voisin de 700 mètres cubes. Mon densimètre marquait 1001,5, ce qui correspond à 2 grammes de principes fixes dont un de ClNa ; de plus quelques sulfates et carbonates. L'eau a le goût et l'odeur hépatiques prononcés ; elle noircit nettement le papier; mais je crois qu'on lui attribue un chiffre trop fort de sulfure alcalin. Elle est onctueuse, assez riche en barégine. J'ai constaté que, transportée, elle avait peu perdu.

Le sous-sol de l'établissement compte une quarantaine de cabinets petits, mais ouverts en haut, baignoires de marbre; une piscine à compartiments et eau courante; des salles de vapeur et d'hydrothérapie; une section pour les maladies de peau répugnantes; des bains pour indigents. Les militaires logeaient à Olesa.

Indications. — Le traitement comprend boissons, bains, etc. La brochure d'Arnus, 1853, donne des détails sur la cure. Les dermatoses sont pour moitié; et près du quart de ces herpétiques sont guéris. Psoriasis très rebelles. Quelques syphilitiques. Sur plus de 200 malades des voies aériennes un quart guéris; souvent ils ont la diathèse herpétique. Ajoutons quelques scrofules, ulcères, troubles utérins, etc.

L'excursion de Montserrat est la grande attraction.

En remontant le cours de l'Ebre du côté de Calahorra et de Castejon, sur les confins de la Castille et de Navarre, se trouve un groupe assez important.

FITERO

De Tudela ou de Castejon 25 kilomètres à travers une plaine plantée de vignes et d'oliviers.

Bain très ancien, *thermæ vasconiæ*; restes de constructions romaines aux étuves et dans la galerie d'écoulement des eaux. En outre quelques traces des Arabes. L'installation, assez passable, ne répond pas à l'antique renom. Le nombre des baigneurs n'est plus que d'un millier.

Latitude 42°, — altitude 225 mètres. Les observations de Llieget y Cayla donnent : moyenne d'été 21, maximum 39°, moyenne hygrométrique 60. Les vents du Nord dominants tempèrent les chaleurs; pluies par vents E. et N.-E. (1).

Dans le terrain miocène se rencontrent des poudingues. Calcaires sur les bords du rio Alhama;ceux des bains sont contournés, friables, à veines blanches, quelques-uns fétides; je n'ai pas trouvé de fossiles.

Sources, bains. — La principale source est aux *Baños Viejos* : temp. 47-48°, j'ai trouvé au robinet 46°5. Le débit, porté à 1.500 mètres cubes, m'a paru très supérieur, vu la masse d'eau qui déborde dans la rivière. Eléments salins 0°18 ; c'est une eau thermale simple et non une chlorurée sodique.

Les vieux bains auxquels aboutit une montée assez raide ont, en été, l'inconvénient d'une exposition S.-O. très chaude et de rochers nus. Au bas quelques cabinets de bains et une piscine de 10 mètres de côté où la température est de 36°; la surface tapissée de conferves. A côté les étuves, pour sudation. Aux *Baños Nuevos* mêmes dispositions et une galerie promenoir.

La boisson est l'accessoire; les bains de baignoire ou de piscine jusqu'à 38° suivis d'enveloppement.

____

(1) Au 20 août, j'ai le souvenir d'une chaleur très forte qui chassait beaucoup de monde.

Les étuves 42-44°, très suivies. Quelquefois fièvre thermale.

Indications. — Les rhumatismes et arthrites chroniques composent plus de la moitié des visiteurs ; le plus grand nombre soulagés et une bonne proportion de guéris. Parmi les névralgies la sciatique ; j'ai vu quelques paralytiques laissant leurs béquilles. Quelques goutteux, quelques syphilitiques, des suites de blessures. Les soldats ont un bâtiment à part. Enfin ancien renom contre la stérilité.

Fitero était si renommé qu'on a pu dire :

Estas aguas todo lo cura
Menos gallico y locura.

L'exagération est manifeste ; il n'en reste pas moins démontré que grandes sont les vertus curatives.

On boit l'eau de *Cervera*, sulfatée calcique froide du voisinage.

Arnedillo. — A une vingtaine de kilomètres de Fitero, à 28 kilomètres de la station de Calahorra. Bain assez suivi ; plus de 1.000 personnes par saison.

L'altitude un peu supérieure donne 20° pour la moyenne d'été.

Le sol est triasique et possède des gites de cuivre, d'antimoine et d'étain.

Les sources atteignent 52° et leur débit est d'environ 200 mètres cubes. L'eau peu gazeuse, salée, renferme 7 à 8 grammes d'éléments, dont 5Cl.Na, des sulfates et du fer.

Boisson, bains, douches de vapeur ; bassins de réfrigération.

Effet laxatif en boisson. Mêmes indications qu'à

Fitero pour rhumatismes, névralgies, paralysies. De plus les scrofules et les maladies abdominales. Les analogies et les différences s'expliquent par la température et la composition chimique.

Gravalos. — Même province de Logrono. — Station de Calahorra 20 kilomètres; 10 kilomètres de Fitero. — Installation médiocre et diminution du nombre des visiteurs.

Climat chaud l'été. Sol dénudé; calcaires tertiaires et pyrites.

Temp. de la source 16°; débit près de 200 mètres cubes; éléments salins 2 grammes, principalement $S.O^3$ CaO; gaz S.H dont le chiffre est forcé.

Le principal contingent est fourni par les dermatoses et les scrofules; peu de syphilis.

Bételu. — Au nord de la Navarre, à 16 kilomètres de Tolosa. Installation incomplète; 500 baigneurs.

Lat. 43. Altitude 250 mètres. Climat de montagne. Terrain crétacé et jurassique.

Source, t. 24°; débit moyen; chlorurée et sulfurée faible.

Boisson, bains, inhalations. Spécialité, voies respiratoires, quelques dermatoses.

Miranda. — En remontant l'Ebre depuis Calahorra et Lagrono, vous traversez la contrée de la *Rioja* où le terrain de mollasse est couvert d'une riche culture. Miranda est dans la province de Burgos, à 3 heures de la capitale par le train de Bilbao. Station nouvelle et bien installée; reçoit environ 400 personnes. La contrée boisée est arrosée d'eaux pures.

Lat. au-dessus du 43°. Altitude 400 mètres.

Climat tempéré; maxima de l'été 25°. Saison jusqu'à fin septembre.

Terrain : calcaires tertiaires ; bassin tertiaire dans le crétacé.

Sources 22 – 23°. Débit 300 mètres cubes. Résidu 0,4 ; peu de gaz ; le chiffre 0,17 de bicarb. alcalin n'autorise pas le nom de nouveau Vichy.

L'établissement a l'aspect d'une grande caserne ; grande galerie promenoir, salles de douches.

Le traitement dure de deux à trois semaines : boisson, bains toniques à température native ; douches générales, ascendantes, vaginales. L'eau est digestive, diurétique.

La spécialité s'adresse aux affections abdominales : dyspepsies et gastralgies ; états gastriques dus aux chaleurs de l'été ; lithiases biliaires et uriques. Il est clair que le climat y est pour beaucoup.

En somme, le versant pyrénéen espagnol est beaucoup moins riche en sources médicinales que le versant français.

Nous arrivons à la chaîne cantabrique où nous trouverons plusieurs groupes de premier ordre : provinces basques et Santander ; Asturies et Galice. Là se pressent les villes d'eaux dont quelques-unes ont une réelle valeur.

Cette longue bande de terrain est située entre les montagnes et la mer aux environs du 43° de latitude, soumise au régime des vents océaniens qui apportent beaucoup de pluie et d'humidité. Les différences tiennent à la plus ou moindre proximité de la mer ou de la montagne. Il en résulte que les saisons,

comme lès nôtres, vont de juin à octobre sans interruption.

PROVINCES BASQUES

En y joignant Santander, c'est à coup sûr un
des groupes les plus nourris surtout en eaux
sulfureuses, souvent froides.

Les communications sont faciles, aujourd'hui,
avec les nouvelles lignes. Cependant je conseillerais
le parcours en voiture ; on en trouve de bonnes à
Zumarraga et à Victoria, et la contrée par Vergara,
Mondragon, Durango, Bilbao, contrée montagneuse
et très boisée, est des plus attrayantes. Le terrain, en
général crétacé, renferme nombre de mines métallifères ; il a près de 1.000 mètres de puissance. Le
crétacé plonge au Nord et se relève au Sud vers la
montagne. A Bilbao c'est du cénomanien, comme
à Pancorbo ; en descendant le Nervion j'ai vu des
calcaires de couleurs variées. Les rochers de Santurce m'ont rappelé ceux de S. Malo.

Près de Las Arenas plusieurs pointements
d'ophite. Roches éruptives à Vergara.

S. AGUEDA

Station de Vergara, 15 kilomètres, est un centre
d'où peuvent se visiter aisément les bains voisins
autour de Mondragon. S. Agueda est dans un fond
entouré de montagnes dénudées. Calcaire dur.

L'installation m'a paru très bonne ; toutefois il
n'y vient plus que 500 personnes.

Altitude 250 mètres ; moyenne d'été 20° ; le 12 août, à 3 heures, je notais 35°

Deux sources principales : j'ai trouvé, comme Rotureau, 18° à celle du Jardin. Débit total 150 mètres cubes. Le chiffre global des éléments est de 5 grammes, ce que je n'admets pas ayant obtenu 1.001,3 pour densité. Je ne crois pas non plus aux 38 centimètres cubes de S. H., bien que l'odeur soit forte à la buvette.

L'établissement, bien tenu, est une propriété particulière : belle galerie à arcades de 100 mètres de long ; *comedor* à 150 couverts, salons et terrasses au premier ; chambres à balcons. Dans une cour intérieure, à toiture vitrée, galerie des bains : une quinzaine de cabinets d'un cube de 25 mètres, baignoires en marbre, salles de douches et de pulvérisation. Des sièges autour de la buvette du jardin sont disposés pour inhalation. La cure dure 2-3 semaines.

Dermatoses de tous genres ; nombre de scrofulides. Catarrhe des muqueuses digestives, aériennes. Quelques maladies utérines.

Arechavaleta. — Voisine de S. Agueda, bonne installation ; le nombre des visiteurs, 500 environ, ne semble pas augmenter.

L'altitude un peu au dessous de la précédente répond au même climat.

Source de 15 à 16°, également sulfatée calcique avec 3 grammes d'éléments salins, chiffre de S. H 42 centimètres cubes également forcé.

La maison de logement a 16 cabinets et baignoires de marbre.

Les indications sont presque les mêmes qu'à S. Agueda.

Escoriaza. — Encore au voisinage ; établissement assez moderne, peu visité. Conditions analogues de climat et de sol.

Source 16-18°, d'une odeur sulfureuse marquée ; les 40 centimètres cubes de S. H y sont-ils ? Minéralisation 2 grammes et SO^3CaO dominant.

L'établissement a 10 cabinets, des salles d'inhalation, pulvérisation.

Les mêmes malades que ceux indiqués plus haut.

Aramayona. — Établissement dans le même voisinage, moins bien et moins visité.

A peu près même altitude, même climat, même terrain. — Source à 12° ; débit moyen ; odeur prononcée, sulfatée calcique plus faible que les précédentes, gaz sulfhydrique.

Même genre de maladies.

Elorrio. — Entre Victoria et Bilbao. — Station Zumarraga, 24 kilomètres.— Installation médiocre. Le nombre des clients n'a pas progressé.

Dans une petite plaine entourée de montagnes boisées de châtaigniers. De Mondragon la descente assez rapide.

Même climat, même terrain, gîtes de galène.

La source principale a 15°, un débit de 100 mètres cubes, une odeur sulfureuse nette, et noircit bien le papier de plomb. C'est encore une sulfurée calcique. J'ai pu la boire sans répugnance.

L'établissement principal est aux *Baños Viejos*. Une vingtaine de cabinets à baignoires de marbre.

Mêmes indications ; Hernandez Silva, que j'ai vu médecin directeur, se louait beaucoup des résultats, tout en convenant qu'il y avait bien des améliorations à faire dans l'établissement.

Suazo. — Sur la ligne Tudela-Bilbao. Connue depuis deux siècles pour les guérisons d'herpétisme et de scrofules. Depuis les nouvelles constructions de 1890 le nombre des visiteurs a quadruplé, dépassant 1.000.

L'élévation, 600 mètres, en fait un climat tempéré : moyenne d'été 18°. Beaucoup d'arbres et de prairies, bonne eau de source, 10° hydrotimétriques.

L'eau minérale, 14°, a une saveur hépatique nette ; un résidu salin faible. Sulfure de sodium 0,047 et du gaz sulfhydrique. Dépôt de conferves noirâtres.

L'hôtel a un comedor pour 200 p. ; un beau salon, une galerie promenoir ; des salles d'inhalation et de pulvérisation.

Cela en rapport avec le nombre croissant des maladies des voies respiratoires : rhinites, pharyngites, laryngites, bronchites, emphysèmes. Plus de 300 tuberculeux, la plupart soulagés, peu guéris ; le nombre des bronchites guéries est par contre assez grand. — De plus, quelques dermatoses et quelques scrofules ; des chloroses se modifiant par l'air.

Sobron. — Station Miranda, à 15 kilomètres. Installation assez bonne. La fréquentation est passée de 500 à 1.200 en vingt années.

La hauteur, 450 mètres, en fait aussi un climat de montagne.

Source sur l'Ebre 20-22°, peu gazeuse, peu minéralisée, ne mérite nullement le nom de petit Vichy.

On y traite les dyspepsies, quelques-unes avec hyperchlorhydrie, les catarrhes intestinaux, les coliques hépatiques et rénales, les troubles menstruels accompagnés d'anémie, etc.

Si l'on en croit la statistique, le nombre des guérisons serait de plus de moitié des malades. Je trouve qu'il serait plus exact de comparer Sobron à Evian.

Alzola. — Quelques mots sur cet établissement assez nouveau, situé à 10 kilomètres de Vergara ; en progrès puisqu'il reçoit près de 800 p.

Peu élevé au-dessus de la mer et dans un creux, il a un climat assez chaud.

Eau à 30°, peu gazeuse, peu minéralisée.

Dyspepsies et maladies des voies urinaires.

URBERUAGA DE UBILLA

Accessible de plusieurs points de la ligne nouvelle S. Sébastien-Bilbao, par un trajet de 10-15 kilomètres. Désignée aussi sous le nom de *Marquina.*

Inaugurée en 1870, elle est aujourd'hui une des villes d'eaux les plus en vogue ; elle reçoit plus de 2.000 p. venant de tous les points de l'Espagne ; 500 p. s'y logent commodément. — Plusieurs bons hôtels, entre autres la *Casa Francese*; grands salons de réunions, vastes salles à manger ; Casino.

Rappelons les récompenses reçues aux Expositions de Paris en 78 et 89. N'oublions pas que Hernandez Silva et X. de Pedro ont contribué largement à ces succès.

Climat. — La hauteur ne dépasse pas 60 mètres ; la mer est à 10 kilomètres et les montagnes peu distantes. Les vents de la demi-circonférence Nord dominent et sont marins; ceux du Sud, plus rares, modérés par la chaîne de ce côté. Il s'ensuit que la moyenne de l'été reste à 19°, et que le maximum est de 30, à peu près celui de S. Sébastien. Il en résulte aussi que l'hygromètre s'élève à 80.

Sources, bains. — Le débit des trois sources atteint 800 mètres cubes. La principale, S. Agueda. a 27°.

L'analyse de S. y Diez donne pour résidu fixe 0,3. Le gaz émanant de la source contient 97 % d'azote et l'azote dissous s'élève à 32 centimètres cubes par litre; quantité inférieure aux anciennes évaluations, mais supérieure au coefficient de solubilité.

L'établissement se présente bien : peu de cabinets de bains ; plusieurs salles d'inhalation dont une nouvelle, 1896, avec une cloche sur le puits, permet l'aspiration directe par des embouts, à l'instar de Luchon. Salles d'eau poudroyée à 24°, Bains de vapeur. Le tout ventilé et désinfecté aussi bien qu'au Mont-Dore. Crachoirs hygiéniques. Les verres pour la boisson 250 centimètres cubes. La cure est de 15 à 30 jours, fait important en Espagne. Quelques essais assez récents de tables de régime. En un mot station de premier ordre au niveau du progrès.

Indications. — En premier lieu, tout le cortège des maladies de l'arbre aérien : coryzas, angines, laryngo-bronchites ; congestions pulmonaires , asthmes; suites de l'influenza. Tubercules en nombre, très améliorés, même la forme hémoptoïque. C'est la clinique du M. Dore malgré la différence d'altitude.

Ajoutons quelques troubles des voies digestives et urinaires et des fonctions menstruelles.

Caldas de Oviedo. — Si nous rapprochons ce bain du précédent, qui en est assez éloigné, c'est à cause de l'idée de l'azote, de quelques analogies de traitement et de clinique.

A 10 kilomètres d'Oviedo, plus abordable depuis le développement des lignes ferrées. La réputation est ancienne et 1.500 baigneurs y venaient il y a vingt ans ; aujourd'hui 2.500. L'installation bonne.

Altitude 75 mètres et voisinage de l'Océan, d'où l'humidité du climat et la chaleur modérée. Le carbonifère a succédé au crétacé.

La source sort d'un creux naturel dans le calcaire : température 41° ; débit abondant ; éléments salins 0,25, ce qui ne permet pas la classification bi-carb. calcique ; azote dissous 16 centimètres cubes.

Bains, étuves à 36° et inhalations azotées. Les rhumatismes sont pour plus de moitié ; quelques-uns noueux et les résultats excellents. Puis les bronchites chroniques pour un tiers ; une centaine de tuberculeux. Névralgies, paralysies, affections utérines.

Les améliorations semblent être la règle, les guérisons, comme ailleurs, l'exception. Aux analogies dans la clinique opposons les différences relatives au rhumatisme, aisément explicables par la température.

ONTANEDA Y ALCEDA

Dans la province de Santander, à 18 kilomètres de la station de Renedo. Elle a joui d'un grand renom ; néanmoins sa clientèle a fléchi de 12 à 1.500

à 7 à 800. L'installation est bonne et Alceda possède un hôtel moderne.

On y descend de la voie ferrée, cote 1.000 mètres, par Reinosa et les gorges de Besaya très sauvages, dans la riante vallée de *Toranzo;* altitude 150 mètres. Les montagnes neigeuses de Reinosa forment le fond du tableau. La vallée est abritée des vents E. et O., rafraîchie par ceux de la circonférence N. Le N.-O. est pluvieux vers la fin d'août ; ce qui produit pendant la saison des variations de température. Dans ce climat l'olivier n'a pas de fruits.

Le fond du terrain est jurassique et triasique et, de plus, les alluvions de la rivière. Calcaires gris et schistes ; houille, minerais de fer pyriteux, de cobalt, cuivre, galène, etc.

Sources, bains. — L'eau, 25 à 26°, a l'odeur sulfureuse et noircit un peu le papier de plomb. Sa densité 1.003-1.004 correspond à 5 ou 6 grammes d'éléments salins assez variés : SO^3CaO 1,8 ; SO^3NaO 1,3 ; SO^3KO 0,5 ; Cl. Na 1 ; Cl.Mg 1 ; S. H. 0,016. C'est une saline mixte sulfureuse. En outre, flocons de barégine.

L'établissement compte 30 cabinets de bains dont 6 baignoires à eau vive et une grande galerie d'inlalation. Buvettes et salles de douches.

Indications. — Plus d'un tiers de dermatoses : eczémas, lichens, etc. ; favus et psoriasis rebelles ; quelques rares guérisons de pellagre. L'éléphantiasis se voit parfois dans la province même. Scrofules pour un quart et beaucoup d'enfants ; maladies bronchitiques nombreuses, quelques utérines ; réputation contre la stérilité.

Liergañes. — Même province, à 17 kilomètres

de la station de Boo. Installation médiocre ; reçoit un millier de malades. Vallée étroite et climat humide.

Source à 20° sulfurée forte et saline mixte dont les éléments vont de 3 à 4 grammes, le sulfate de chaux dominant. Bains et salles d'inhalation.

Spécialité, affections broncho-pulmonaires dont plus de 200 tubercules. La plupart sont améliorés ; guérisons assez nombreuses des catarrhes bronchiques.

Solarès. — Egalement par Boo, moins importante, ne reçoit que 500 personnes.

La source, 30°, est une thermale simple.

Ses indications se rapportent aux voies digestives.

Maintenant nous allons trouver des eaux plus nettement chlorurées ; terrain triasique.

Puente Viesgo. — Province de Santander ; à 4 kilomètres de la station de Renedo. Installation incomplète. 14 à 1.500 baigneurs.

Situation dans la vallée de Toranzo dont il a été question plus haut.

Source, temp. 35° et débit abondant. Minéralisation 2 grammes dont moitié chlorure de sodium. Boisson, bains, piscine.

Les indications principales se rapportent à l'arthritisme : dans les rhumatismes musculaires la bonne moitié guéris ; dans les articulaires le quart. Les affections cardiaques, au nombre de 2 à 300, constituent une spécialité ; grand nombre soulagés et quelques formes mitrales guéries. Le reste se partage entre névroses et autres.

Caldas de Besaya. — Station sur la ligne aboutissant à Santander par Reinosa. Un millier de baigneurs ; en progrès pour son établissement.

Source 35° ; débit modéré ; sur 4 grammes près de 3 de chlorure de sodium.

Les rhumatismes pour plus de moitié ; parmi les névroses une centaine de sciatiques ; quelques troubles utérins. Plus de moitié des rhumatisants sont améliorés, un bon nombre guéris.

Molinar. — Malheureusement à 60 kilomètres de Bilbao, ce qui explique son peu de confort, bien qu'elle arrive à 900 visiteurs.

L'eau, à 34°, est un peu gazeuse et son débit atteint 100 mètres cubes ; sur 2 grammes, le chlorure de sodium l'emporte.

Rhumatismes, la moitié au moins. Névroses, voies urinaires ; quelques dyspepsies, troubles hépatiques, etc.

Nous ne devons pas oublier dans ces régions deux eaux plus fortement salées.

CESTONA

A 25 kilomètres de Zumarraga. La route de voiture par Aspeitia et Azcoitia traverse un pays pittoresque ; on y rencontre des paysans basques de bonne mine qui chantent en conduisant leurs charrettes à roues pleines. A voir le fameux couvent de Loyola (grand pèlerinage en juillet). L'auberge vous sert de bonne bière de Tolosa.

Ce bain date de 1760 (légende des porcs moins ancienne que celle de Bath en Angleterre). Bien construit depuis longtemps il reçoit près de 1,500 visiteurs. Vingt ans passés, lorsque le Dr Q. y Agius m'y donna cordialement l'hospitalité, il n'y en avait que 500.

L'altitude faible, 50-60 mètres suivant mes mesures, et la disposition en cuvette, *cesta* (panier), en font un séjour assez chaud l'été, moyenne 20°. Le sol se compose de schistes et de calcaires gris à grain fin, assez durs, appartenant à la bande crétacée.

Sources, bains. — Temp. entre 27 et 31 ; j'ai trouvé 29 au robinet. Débit une vingtaine de mètres cubes. Densité 1.006 correspondant à 8 grammes de sels dont 5 de sel marin. Azote 16 centimètres cubes. Le nom de chlorurée sodique se justifie.

L'établissement est, avec les sources, sur la rive gauche de l'Urola. Ce sont deux maisons de bonne apparence, bien que d'une architecture massive, reliées par une galerie couverte de 120 mètres de long. Une douzaine de baignoires en marbre blanc, pour l'alimentation desquelles l'eau se monte par une pompe hydraulique ; chaudière pour élever la température quand il faut.

L'eau se boit sans dégoût et, pour l'effet laxatif, quelquefois 8 à 10 verres ; les cabinets, *retiradas*, témoignent de la vertu purgative.

Bonnes chambres et grand comedor pour 200 convives.

Indications. — Les rhumatismes ne représentent qu'environ 1/5° ; scrofules en petit nombre. La masse est constituée par les dyspepsies hyper et hypochlorhydriques, soulagées presque toujours, quelquesunes des premières aggravées ; par les catarrhes intestinaux ; par la lithiase biliaire, assez fréquemment guérie; par les catarrhes vésicaux et la lithiase rénale.

Ajoutons la pléthore abdominale, les hémorrhoïdes; l'obésité cédant à la purgation répétée; quelques cas de diabète et de fièvres paludéennes, et nous aurons le tableau fidèle de la clinique intéressante et variée de Cestona, qui m'a rappelé Kissingen et Monte-Catini.

Orduña. — Station de la ligne Miranda-Bilbao, à 1.500 mètres de la ville. Etablissement moderne dont les anciens traités ne font point mention.

Les courbes de la ligne sont d'une grande hardiesse et la vue très belle du point culminant, 600 mètres, sur la vallée d'Orduña circulaire, tout entourée de calcaires abrupts qui ressemblent à des tours. D'autre part, la région est boisée et couverte de prairies arrosées par des sources.

La hauteur est d'environ 300 mètres et le climat assez frais. Aux calcaires se joignent des marnes, le tout appartenant au crétacé. Mines de calamine.

Sources de 13 à 18° sur le Nervion; débit 700 mètres cubes. L'analyse de S. y Diez donne 15 grammes d'éléments fixes dont 10 de chlorure de sodium; quelques autres chlorures et, ce qui me surprend, 3,25 de SO^3 CaO, ce qui dépasse notablement le coefficient de solubilité.

Emploi en boissons et en bains de piscine. A petites doses, action altérante; à fortes doses, laxative.

Anémies; lésions chroniques des articles; scrofule profonde; catarrhes gastro-intestinaux; paludisme; affections utérines. Révulsif dans les maladies du cerveau.

Avant de quitter ces régions nous ferons remarquer que les bains de Biscaye et de Santander ont la ressource de charmantes excursions, d'une part, aux plages de Portugalete, Santurce, Las Arenas par la riante vallée du Nervion ; d'autre part, à la plage si vivante de Sardinero à quelques kilomètres de Santander. Bons hôtels et joyeuse compagnie.

GALICE

Les bains de cette province jouissent, depuis longtemps, d'un grand crédit auprès des Galiciens. Ce n'est que depuis les voies ferrées nouvelles qu'on y vient des autres parties de l'Espagne. La proximité du Portugal a contribué à leur développement.

La Galice forme le coin N.-O. de la Péninsule entre le 44 et le 42° de lat. et s'étend presqu'au 12° de long.; elle est donc largement baignée par la mer et balayée par les vents océaniques, d'où le climat marin tempéré et la quantité de pluie dont nous avons déjà parlé et qui atteint 2 mètres vers Pontevedra.

Cette contrée est longée par le Miño et arrosée par de nombreux cours d'eaux, d'où la belle végétation et les grands arbres de nos pays, chênes, hêtres, châtaigniers ; d'où la fertilité de la campagne et l'abondance des fruits.

Le rameau de la chaîne des Cantabres qui descend vers le Sud en fait une contrée montagneuse en même temps que marine. Granite, gneiss et schistes siluriens traversés par des pointements de porphyre et serpentine; schistes amphiboliques; gîtes pyriteux, stanniques et antimonieux.

Les sources minérales sont souvent voisines du fleuve Mino, souvent voisines de la mer; elles émergent des terrains granitiques ou paléozoïques. Elles ont, en général, haute température et faible minéralisation.

Lugo. — Situé à l'intérieur sur le Miño. Station du chemin de fer. Connu depuis longtemps, recevait jusqu'à 1.200 baigneurs; le nombre a diminué. Installation convenable.

La hauteur, 460 mètres, donne au climat un caractère différent des autres bains.

Roches grenatifères, titane.

Plusieurs sources jusqu'à 44°; débit 300 mètres cubes. Eléments fixes 0,3, sulf. de sodium 0,02.

L'établissement a une piscine et une vingtaine de baignoires. — Rhumatismes pour plus de moitié, la plupart améliorés; dermatoses; quelques syphilis guéries; traumatisme, etc.

A *Orense* il y a des eaux chaudes, ancien nom *Las Burgas*. Je ne ferai que nommer *Cortegada* et *Carballino* plus fréquenté.

Caldas de Tuy. — Station de la ligne de Vigo, frontière Portugal. Vieille réputation; l'établissement, à la moderne, a succédé aux vieilles baraques en bois qu'inondait souvent la rivière. Depuis ce moment, 1886, la concurrence a passé de 500 à 1.000. L'hôtel abrite 200 personnes.

La vallée du Miño est riante et le voisinage de la mer permet de visiter les plages de Vigo, de Bayona, Marin, et la partie nord du Portugal; les routes sont bonnes comme dans les pays granitiques.

Le climat est donc presque marin, moyenne d'été 20°.

La temp. de l'eau thermale varie de 47 à 49°, débit près de 100 mètres cubes. Odeur sulfureuse peu marquée ; SH 3 à 4 centimètres cubes ; azote 16 centimètres cubes. Eléments fixes 0,75 dont moitié Cl. Na. C'est donc presque une eau thermale simple.

L'eau, pour les bains, monte par une machine et se tempère dans les bassins. Les bains chauds vont jusqu'à 40°. Salles pour bains de vapeur et douches. L'inhalation directe se fait au moyen d'une cloche sur la source avec tuyaux et embouts, toujours le système de Luchon.

De là les indications : Un relevé de quatre ans donne, sur 3.000, environ 1.200 rhumatismes, 5 à 600 tubercules et 2 à 300 névroses ou névralgies.

Caldas de Cuntis. — A 23 kilomètres de Pontevedra ; compte plus de 1.500 baigneurs.

A 165 mètres d'altitude, est encore un climat marin.

La température des sources monte jusqu'à 58° ; débit notable. Une ancienne analyse donne un chiffre exagéré de sulfure de sodium. Minéralisation dépasse un gramme.

Maisons de bains qui ont de petites piscines, des étuves et des douches.

Les rhumatismes dominent : pour les articulaires moitié sont améliorés, un quart sans résultat ; quelques cas de noueux. Dermatoses ; la plupart des syphilitiques en bonne voie. Guérisons assez nombreuses de névroses et névralgies. Succès dans le traumatisme.

Caldas de Reyes. — Bain voisin analogue ; température 47, fort débit.

Mondariz. — Voisine de Tuy, à 18 kilomètres de la station de Salvatiera. Etait connue sous le nom de *S. Eulalia* et figurait à peine dans les livres d'hydrologie. Aujourd'hui c'est un bain dans le progrès, qui compte 2.500 étrangers.

La source froide, 18·, est notablement gazeuse. Sur 4 grammes 2 de bicarbonate de soude ; mérite le nom d'alcaline.

La spécialité pour le diabète est bien accusée ; sur 500 un tiers guéris et presque tous améliorés. Nombre de goutteux soulagés. Les affections gastro-intestinales figurent pour moitié du total ; pour les dyspepsies, dilatations stomacales, et même ulcères simples, un bon tiers guéris, succès dans les coliques biliaires et rénales.

Ici le nom de petit Vichy ou petit Vals ne jurerait pas autant ; il y a en effet des analogies de constitution et de clinique.

La Toja. — A 21 kilomètres de Pontevedra, visitée par plus de 1.000 baigneurs.

Sa situation dans une île toute voisine de la côte en fait un climat complètement marin.

La source a 46° ; ce qui la distingue de toutes les autres de la même région, c'est la quantité de sel marin, 28 grammes, qui en fait une chlorurée forte ; il est évident que la mer y est pour quelque chose.

Il y a des bains de piscine. Les scrofules y figurent pour 400 dont 250 guérisons ; l'herpétisme pour

200 dont moitié guérisons ; même proportion de moitié pour les ophtalmies lymphatiques.

Si ces données sont exactes, le traitement par ces eaux thermales chlorurées fortes serait des plus efficaces.

Rapprochement avec Balaruc dans l'Hérault.

BAINS DU CENTRE

Ils se trouvent, en général, sur le plateau central à l'Ouest et à l'Est, souvent dans des contrées montagneuses et dans le granite ou les roches paléozoïques. Le climat n'est pas toujours en rapport avec la latitude (du 42e au 39e), à cause de l'élévation, d'où la possibilité des saisons estivales comme au Nord. Les sources sont plutôt faiblement minéralisées, quelquefois sulfureuses, quelquefois alcalines gazeuses, nous verrons pourquoi.

Ledesma. — De Salamanca 24 kilomètres. Vieille renommée et grande affluence autrefois ; encore 1.800 baigneurs. Depuis longtemps tout est bien disposé pour recevoir l'étranger.

Latitude 41°, altitude dépasse 700 mètres, ce qui tempère la chaleur. Sol granitique, schistes cristallins.

Deux sources principales : *Baños* et *Medico* ; temp. jusqu'à 50° ; débit 700 mètres cubes. L'eau est onctueuse, dépose de la glairine et répand l'odeur hépatique. S. H. 8 centimètres cubes, pour un demi-gramme d'éléments.

L'établissement est vaste : bassins de réfrigération,

et deux belles piscines ; salles de douches. La balnéation joue le principal rôle. Beaux jardins. .

Les rhumatisants sont au nombre d'un millier : dans le rhumatisme musculaire les trois quarts se guérissent, dans le rhumatisme articulaire un quart seulement ; quant au rhumatisme noueux, l'atténuation quelquefois, la guérison presque jamais. Sur environ 200 goutteux chroniques une bonne moitié soulagés.

Parmi les paralysies nous appelons l'attention sur le succès chez les hémiplégiques traités peu après l'attaque ; encore un rapprochement avec B. Larchambault. Le traitement des ataxiques n'a donné aucun résultat. Dans les névralgies et la sciatique succès assez constants.

Ajoutons quelques syphilis, quelques dermatoses, quelques affections utérines, le traumatisme, et nous conclurons que la clinique de Ledesma est des plus intéressantes.

S. Teresa. — Nouveau bain à 4 kilomètres de la station d'Avila ; ne reçoit encore que 500 personnes.

Situé à 1.170 mètres dans le Guadarrama ; climat assez sec et froid comme l'Escorial. La température moyenne annuelle est de 11°, celle de Paris. Sol granitique boisé de pins et sources d'eau pure.

L'eau, dite minérale, passe pour azotée ; inhalations azotées. Maladies de poitrine, phtisies.

Montemayor. — Province de Cacères, aux confins de l'Estramadure. Station de la voie ferrée. Etablissement assez moderne, en voie de progrès, la concurrence a passé de 1.500 à 3.000.

Lat. entre 40 et 41° ; altitude 750 mètres ; vallée ombragée et climat tempéré. Granite.

Source à 42° et débit moyen 60 à 70 mètres cubes. Degré sulfurométrique 8 et minéralisation faible.

Les indications ont trait aux rhumatismes qui figurent pour 1.500 dans les relevés. A noter le nombre très exceptionnel des cas subaigus : sur 400, 300 améliorés et 40 guéris. La plupart des rhumatismes musculaires et articulaires améliorés. Sur 600 herpétiques, la plupart aussi améliorés. Quelques syphilis. Bons succès dans les névralgies, paralysies, troubles menstruels.

Hervideros Fuente Santa. — A 15 kilomètres de Ciudad Real, non loin de Calatrava. Hôtel pour 200 p., il en vient 500 par saison. Réputation ancienne ; il était question de plusieurs milliers de teurs ; la contrée étant infestée de brigands, l'affluence cessa.

Lat. 39°, altitude 650. Chaleurs tolérables. Terrain silurien et alluvions ; roches volcaniques du Campo de Calatrava et dégagements de CO^2 ; dolomies par métamorphisme.

La source sort du calcaire par bouillons intermittents. La température est de 22°, le débit de 150 mètres cubes. Densité 1.003. La somme des composants dépasse 3 grammes dont un de carbonate de soude ; de plus des carbonates terreux ; 0,7 de ClNa ; 0,4 de carbonate ferreux, ce qui est peu probable. A noter arséniate sodique 7 milligrammes. Enfin plus d'un volume d'acide carbonique. Nous voici en présence d'une de ces rares eaux alcalines gazeuses d'Espagne pouvant être rapprochées de celles de notre plateau central.

L'établissement, reconstruit en 1878, a des bains, une grande piscine datant d'un siècle où l'on se baigne à température native. Des améliorations récentes ont été introduites dans les salles de douches et d'inhalation.

La boisson a son importance : il est ordonné de boire le matin avant le bain et deux heures avant le dîner , aussi à table.

Les maladies principales sont celles des voies digestives : dyspepsies et gastralgies douloureuses ; catarrhes gastro-intestinaux. Dans le diabète, le sucre disparaît. Lithiase biliaire, rénale. Les affections de l'utérus très nombreuses, accompagnées d'anémie, donnent tant de succès qu'elles deviennent une spécialité ; les métrorrhagies se modèrent.

Villar de Pozo. — A 10 kilomètres de Ciudad Real, appartenait primitivement à la direction d'Hervideros ; aujourd'hui à part. Eau à 26° assez gazeuse, peu minéralisée. Applications analogues.

Alange. — Province de Badajoz, près Merida. Bien qu'incomplètement aménagé, compte 1.500 p.

Latitude 38, plus au Sud que les précédentes stations ; altitude 300 mètres. Silurien et tertiaire.

Source temp. 28-30° ; débit 500 mètres cubes. Gaz CO_2 abondant ; éléments fixes 3 grammes dont 2,50 carbonate de chaux.

L'établissement de bains a deux grandes piscines. Usage de la boisson.

Les névroses et névralgies en majorité. Sur 400 hystériques, la moitié guéries ; même proportion pour les névralgies. Puis les rhumatismes, les troubles digestifs et urinaires.

ALHAMA DE ARAGON

Province de Saragosse. Station de la ligne Sarag. à Madrid ; à 218 kilomètres de la capitale. Depuis 1865 où un malade reconnaissant, Matheu, a dépensé 5 millions en constructions, Alhama est un des premiers bains de la Péninsule. Le nombre des baigneurs, 2.500, fut plus grand à un moment donné.

Le nom d'*Aquæ Bibilitanæ* de l'itinéraire d'Antonin témoignerait d'une ancienne origine. Le nom d'Alhama est arabe et sur les vieux bains se lit l'inscription *Baños costruidos* 1122.

Climat, sol. — Latitude au-dessus du 41°; altitude 650, moins d'après mes mesures. Moyenne d'été 23 à 24°; maximum 28 à 30° Moyenne hygrométrique 58. Dans la deuxième quinzaine d'août j'ai trouvé : baromètre 705 ; thermomètre 21 ; hygromètre 58 (moyennes de trois observations par jour). Les matinées et soirées peuvent être fraîches.

La saison n'est pas interrompue dans le fort de l'été, seulement ralentie. Les bains sont ouverts toute l'année.

Le terrain est crétacé : falaise crétacée (de Verneuil) et plateau crétacé à 250 mètres plus haut. Ce calcaire se met en fragments polyédriques, parfois saccharoïde. Les couches parallèles du Jalon montrent qu'il a creusé son lit et les strates redressées montrent la dislocation. Vers la Condamina commencent les conglomérats miocènes.

Sources, bains. — Les sources sortent visiblement des fissures du calcaire d'où elles coulent directement dans les baignoires. Temp. 32-34. ; débit évalué à 2,000 mètres cubes, en réalité bien plus fort si l'on tient compte des émergences du lac. Les filets du lac sont ascendants.

J'ai trouvé 1.000,5 au densimètre, ce qui s'accorde avec 0,6 de résidu salin. Point de gaz carbonique ; limpidité et reflet bleu des eaux de montagne. Selon Salgado les bulles gazeuses du lac auraient 90 % d'azote (1).

Les constructions de Matheu se composent d'une maison d'été et d'une maison d'hiver, de bonne apparence, communiquant par une galerie. Les bains sont en sous-sol dans une galerie voûtée ; douze cabinets hauts et vastes dont les baignoires, en marbre blanc, contiennent 1.500 litres ; les robinets sont fixés au rocher et l'écoulement constant. Dans une partie nouvelle, encore huit cabinets et l'hydrothérapie.

Les autres maisons de *S. Roque* et *S. Fermin* ont encore une vingtaine de cabinets.

Vient ensuite la grotte des inhalations où coule la cascade qui pulvérise l'eau ; grotte artistement disposée, tapissée de conferves vertes. J'ai constaté 32° à la cascade, 30 dans la grotte, 25 au vestiaire.

---

(1) Dans les annales d'hydrologie espagnole 79 et 80 il a annoncé la présence des sulfures d'arsenic et d'antimoine retirés de 100 litres d'eau : acide arsénieux 0,0002 et acide antimonieux 0,0035. S. y Diez a reconnu des vapeurs d'arsenic et d'antimoine dans la salle d'inhalation.

L'enceinte étant d'au moins 100 mètres cubes peut recevoir un assez grand nombre de malades. On y entre en manches de chemise et l'on y reste une demi-heure et plus. Au bout de quelques minutes sentiment de bien-être et facilité des inspirations.

Les bains sont agréables et sédatifs; peu de personnes les trouvent trop frais. La boisson est l'accessoire comme dans les eaux thermales simples; les découvertes de Salgado tendraient à lui donner plus d'importance. Je laisse l'azote, sur lequel j'ai dit mon sentiment.

Indications. — Le rhumatisme a fait la réputation d'Alhama : en 69, sur 3.000 il y eut 1.200 cas de ce genre; en 1900, 5 à 600. Le plus grand nombre améliorés ; bonne proportion de guérisons dans la forme éréthique. Rotureau avait signalé l'arthrite polyarticulaire subaiguë; il en est moins question actuellement. Dans le rhumatisme noueux soulagement, guérisons nulles. Un certain nombre de névroses et névralgies, sciatique en tête, dont un quart de guérisons. Paralysies d'origine arthritique, hystérique, saturnine, etc. Quelques ataxiques sans résultat. J'ai vu deux ou trois cas de contracture modifiés. Très peu de syphilis. Quelques utérines en même temps nerveuses. Les troubles gastro-intestinaux se rapportent à l'arthritisme. Les voies respiratoires fournissent un contingent supérieur depuis la vogue des inhalations. (Voir pour plus de développement : Station d'Alhama, Annales d'hydrologie, 1877, tome XXII. — Labat — Guia Alhama, 1895. — G. Lopez.)

Paracuellos. — Dans l'Aragon également, 4 kilomètres de Calatayud; dans la vallée du Jalon qui s'ouvre en ce point. Les malades, au nombre de 800, logent en partie à Calatayud où ils se trouvent mieux.

Latitude 41 à 42° et 600 mètres d'altitude ; conditions de climat analogues à Alhama, terrains tertiaire et silurien.

Source froide 15-16°, débit 150 mètres cubes, d'une odeur sulfureuse prononcée, fortement saline, 14 à 15 grammes ; la moitié en chlorure de sodium et l'autre en sels terreux, et proportion notable de magnésie, d'où l'action purgative.

Les relevés donnent un tiers d'arthritiques, puis viennent les scrofules, une moitié guéries ; les dermatoses parmi lesquelles psoriasis, lupus, pellagre ; puis les ulcères chroniques et maladies diverses parmi lesquelles celles de la matrice et des bronches.

La *Isabella* ou *Sacedon*, près Guadalajara, environs de Madrid, est connue par une tradition des Arabes.

Sa température est 28° ; ses éléments n'atteignent pas un gramme et elle n'a pas assez de SO^3CaO pour être sulfatée calcique.

Elle s'adresse aux maladies les plus diverses.

Trillo, dans la même province, a pris de l'importance et a vu s'accroître le nombre de ses baigneurs jusqu'à un millier.

L'eau est à 29° et contient 5 grammes d'éléments dont 4 de chlorure de sodium. Elle mérite donc le nom de chlorurée sodique. Plusieurs maisons de bains.

Toujours le rhumatisme ; les scrofules jusqu'à la tumeur blanche ; les dermatoses d'origine lymphatique ; les troubles menstruels avec anémie ; quelques dyspepsies.

Villavieja. — Province de Castellon, à une demi-heure de la station de *Nules* d'où se voient ses maisons blanches ; au pied de la *Sierra de Espadan*. Le nombre des baigneurs s'est accru jusqu'à un millier.

Nules est séparé de Castellon par le grand bois d'orangers de Villareal. Latitude près du 40e. Climat chaud forçant d'interrompre la saison. Sol tertiaire avec lambeaux triasiques ; gîtes de sulfure de mercure.

Sources jusqu'à 45° et débit abondant. Sur 2 grammes moitié sulfate calcique, ce qui justifie le classement.

Plusieurs maisons de bains. Rhumatismes, sur 500 un tiers guéris. Névralgies moitié guéries. Succès dans le traumatisme. Maladies diverses.

BAINS DU SUD

Nous ne ferons que mentionner quelques-uns de la province de Valence, tels que *Santa Ana* et *Siete Aguas*.

Bellus est le plus important (800 visiteurs). A 8 kilomètres de Jativa, à 180 mètres d'altitude. Terrain crétacé inférieur. Source à 28° ; débit moyen. Pourquoi sulfatée calcique, n'ayant que $0,17\ SO^3CaO$?

Rhumatismes pour moitié : succès remarquables dans la forme subaiguë, dans la forme chronique presque tous améliorés. Les névroses et névralgies en seconde ligne.

Busot, près Alicante, doit sa valeur à sa situation

en pleine montagne qui a permis la construction d'un sanatorium.

La source, température 41, est une saline mixte qui remplit des indications diverses.

D'en haut splendide panorama.

ANDALOUSIE

Nous avons tracé les principaux caractères du climat et du sol. C'est la partie la plus méridionale et la plus chaude de l'Espagne : dans les plaines fertiles, mais presque sans ombre, le soleil d'été est intolérable ; heureusement les parties montagneuses sont moins brûlées. De là une différence assez prononcée entre les bains de plaine et ceux des hauteurs. La saison d'été s'interrompt généralement en juillet et août, la poussée vers la peau devenant trop forte.

Nous avons parlé des divers terrains de transport, du tertiaire et du trias, du granite et des schistes cristallins des hauteurs ; cela coïncide avec la variété de la constitution des sources. Le groupement régional fournira quelques rapprochements. Grande richesse de gîtes métallifères.

La province de Murcie est une des plus chaudes. Elle est riche en minerais : plomb (galène du cap de Palos), cuivre, soufre, gypse, sel, etc. Trois bains importants :

ARCHENA

La première ville d'eaux par la concurrence : 5.000 du temps de Zavala, aujourd'hui plus de 8.000 et malades, car on n'y va pas pour s'amuser. A 8 kilomètres de la station, à 30 kilomètres de Murcie. J'ai vu le temps où l'omnibus était une charrette à deux roues.

De Madrid 14 heures par Chinchilla ; voyage de nuit assez pénible. En sortant des ravins calcaires de la Segura, vous entrez par un beau pont dans une contrée fertile.

L'installation pourrait être améliorée.

L'altitude, indiquée 240 et que je crois moindre, n'est pas un correctif à la chaleur. Terrain tertiaire et triasique ; calcaires durs, autres marneux ; argiles rougeâtres de la Segura et gypses.

Sources, bains. — L'eau du puits de la source est claire sur un fond sableux ; m'a donné 52°, 51 dans la galerie. Odeur hépatique prononcée ; dépôts de soufre et de sulfuraire dans les réservoirs. Débit 1.000 mètres cubes.

Les analyses ne sont pas d'accord sur la sulfuration ; 4 grammes de sels dont Cl.Na 2,5. C'est le type chloruré-sulfuré de plusieurs eaux d'Espagne.

Etablissement assez complet : en bas, galerie voûtée, température 30°, une soixantaine de baignoires en marbre ; cabinets 15 mètres cubes seulement ; petites piscines dont une pour soldats ; salles de douches et de vapeur ; buvettes-gargarismes ; bassins où l'eau se refroidit quelquefois assez difficilement et où elle se désulfure. La boisson a une certaine importance, dose 2 à 6 verres.

Indications. — Archena reçoit autant de syphilitiques que tous les bains d'Espagne réunis : sur 3.600 il y aurait 600 cas de guérison par le traitement combiné et les autres presque tous en bonne voie. Plus de 3.000 rhumatisants de toute espèce, en général soulagés, avec une proportion de guérisons plus faible que celles mentionnées plus haut ; sur une centaine de rhum. noueux pas un seul cas de guérison. Les névralgies et paralysies sont souvent d'origine arthritique.

Sur 300 cas d'herpétisme, beaucoup améliorés, peu guéris. Quelques guérisons de lésions cérébrales qui sont assez nombreuses. Le reste en maladies diverses.

Fortuna. — A 12 kilomètres d'Archena, assez bien installée ; a vu ses clients augmenter jusqu'à 1.500.

C'est la même altitude, le même climat, la même saison interrompue. Terrain analogue. Source à 48°, débit abondant et minéralisation presque la même, sauf le soufre. On dispose d'une vingtaine de baignoires et de deux piscines.

Sur 400 rhumatisants, plus d'un tiers guéris ; et, ce qui est plus remarquable, la moitié des cardiopathies. Les maladies des voies aériennes, de plus en plus nombreuses, comptent des succès nombreux, même les tubercules, si les statistiques sont exactes. En outre, les troubles sexuels et la stérilité. Analogie avec B. Larchambault.

Alhama. — A 30 kilomètres de Murcie, mais près

de la station du chemin de fer. Bain ancien qui a fait quelques progrès et reçoit 1.000 p.

Mêmes conditions de climat. Conglomérats tertiaires ; quelques filons dioritiques, mines.

Source à 42° ; débit 500 mètres cubes. Sur 4 grammes 2 de sulfate de chaux, donc une eau séléniteuse.

La masse est composée de rhumatisants presque tous en meilleur état, quelques-uns guéris ; bons succès dans la forme subaiguë. Névralgies la plupart d'origine arthritique. Autres affections de plusieurs espèces.

Les trois bains que nous venons de passer en revue se rapprochent à certains égards.

Dans la province de Jaën nous signalerons Marmolejo et Aliseda comme étant en progrès.

Ces deux bains sont situés au 38ᵉ de lat. et au dessus, par conséquent sous un climat chaud que ne modère ni la mer ni la montagne.

Marmolejo. — Station de la ligne Cordoue-Andujar. Autrefois il fallait loger à Andujar qui n'était pas un séjour très attrayant ; les hôtels répondent actuellement aux besoins modernes et les baigneurs dépassent 2.000.

Source sur le Guadalquivir qui déborde souvent ; temp. 20-22°, caractère alcalin par 1,4 de bicarbonate sodique ; gaz abondant ; mérite le nom d'alcaline gazeuse. Quelques analyses non contrôlées indiquent une forte proportion de fer.

Le traitement, où la boisson prend sa part, s'adresse plus spécialement aux désordres gastro-intestinaux : sur 260 hyperchlorhydriques, 200 soulagés et une quarantaine guéris ; sur 56 ulcères de l'estomac 7 guéris, ce qui est beaucoup ; sur 250 lithiases biliaires et 250 lithiases rénales guérisons d'un cinquième. Viennent ensuite quelques affections hépatiques, vésicales ; quelques cas de diabète et d'albuminurie. Si l'on a pu guérir 15 cas d'albuminurie sur 20, c'est un beau résultat.

Aliseda. — A 11 kilomètres de S. Elena, ligne Cordoue-Madrid, sur les pentes sud de la S. Morena. Bain en progrès, 700 personnes.

La hauteur, 600 mètres, en fait un séjour un peu moins chaud que Marmolejo.

Source 19° ; débit 300 mètres cubes ; thermale simple dite azotée pour 20 centimètres cubes ; le gaz spontané 97 % d'azote.

La spécialité pour les voies respiratoires s'accuse de plus en plus : guérisons de un quart sur les bronchites chroniques ; sur 200 tuberculeux une moitié. Si ces chiffres sont exacts, que de beaux résultats et combien la source azotée aura bien mérité de l'humanité reconnaissante !

Dans la province de Grenade deux villes thermales intéressantes, Alhama et Lanjaron ; assez difficiles d'accès, dans un pays montagneux et pittoresque. Sous le 37ᵉ parallèle, elles ont un été chaud un peu tempéré par l'altitude qui dépasse 600 mètres.

Alhama. — A 20 kilomètres de Loja. Station de la ligne Cordoue-Grenade ; à une quarantaine de kilomètres de la capitale. Loja, sur le Genil, attire l'attention par ses vieilles tours ; un peu avant se trouvent *Las Salinas* et le grand lac salé qui se voit du chemin de fer.

Route un peu dure pour Alhama qui est située sur

le versant nord de la sierra. Alhama-Nuevo a réalisé quelques améliorations; la concurrence est passée de 1.000 à 1.500.

Bain ancien : restes d'aqueduc romain, de bains romains et arabes; *baños de la Reina*.

Source à 45° et débit près de 1.000 mètres cubes; thermale simple, sulfate de chaux 0,4, quantité insuffisante pour en faire une sulfatée calcique.

Le rhumatisme est en tête avec ses formes diverses dont la polyarthrite offre les cas les plus nombreux et les meilleurs résultats. Ensuite les névralgies très soulagées et assez souvent guéries. Quelques cas de dermatoses et de syphilis.

Lanjaron. — A 48 kilomètres de Grenade par la belle route de Motril et la descente de la vallée de Lecrin; le panorama compense les cinq heures de voiture. Le séjour était peu engageant; il y a actuellement un bon hôtel. Le nombre des visiteurs est monté de 500 à 1.000.

La situation est pittoresque au sud de la S. Nevada ; les courses dans les Alpujaras sont un peu dures, mais magnifiques. Vers le Nord *Corro del Caballo*, 3.000 mètres ; altitude 700 mètres.

Les sources ont une température moyenne de 30°, un débit de 200 mètres cubes. Elles sont assez gazeuses, peu minéralisées, moins ferrugineuses que ne l'indiquent les anciennes analyses.

Il y a dans les chiffres des contradictions : les sources salées paraissent avoir une assez forte proportion de sels; mais sont-elles salées ou alcalines ?

Les indications se rapportent, en grande partie, aux affections gastro-intestinales dont les guérisons dépassent un quart. Viennent à la suite quelques congestions et coliques hépatiques ; puis les chloro-anémies. C'est la clinique des eaux alcalines ferrugineuses.

Graena, à 40 ou 50 kilomètres de Grenade, reçoit 800 malades, presque tous rhumatisants.

Altitude 800 mètres, climat assez tempéré. Source 43°; débit abondant; minéralisation 2 à 3 grammes ; bicarbonatée ferrugineuse.

CARRATRACA

Province de Malaga, encore un peu plus au Sud que les villes précédentes. J'ai rappelé plus haut mon voyage pittoresque dans la diligence à mulets, escortée de gendarmes ; le trajet de la station de Pizarra, le long de la *Sierra de Aguas* et des ravins profonds, n'est pas sans intérêt : les oliviers, les palmiers nains, les lauriers-roses, cactus, aloès donnent l'illusion de l'Afrique. Autre route de voiture par la station de Gobantés, 3 heures.

Les hôtels et les *Casas de huespedes* ne manquent pas ; j'ai bon souvenir de la grande cour de l'hôtel *Calenco* et de ses réunions très gaies du temps de Salgado. Aujourd'hui le nombre des baigneurs est réduit de moitié, c'est-à-dire à 1.200.

Les médailles romaines ne sont pas la preuve de cette origine. La tradition remonte au XV° siècle où les troupeaux se guérissaient de la psore. En 1806, le comte de Teba eut la concession ; on conserve le cabinet d'Eugénie. De nombreuses améliorations sont dues à Salgado; en 1878, une médaille d'or fut obtenue à notre Exposition.

Climat. Sol. — Les bains sont au nord-ouest de Malaga et on les aperçoit de loin formant demi-cercle sur une éminence ; l'exposition sud-ouest. Les montagnes environnantes sont à 6 ou 700 mètres plus haut.

Lat. au-dessous de 37°. Altitude portée 600 mètres et que j'ai trouvée moindre ; du reste, la pression moyenne est de 716 millimètres. Moyenne annuelle 17 à 18° ; été 25, maximum 40 ; moyenne hygrom. 60. Etés assez secs par les vents d'Est, pluies d'automne par les vents E. et S.-O.. variations assez brusques même en été. Saison interrompue aux chaleurs.

La roche est dolomitique ; serpentines et porphyres feldspathiques ; dans les argiles, limonites et nodules de fer arsénié. Dans les environs j'ai vu d'anciennes mines de cobalt, de nickel et de plomb. En 1859, un affaissement du sol fit baisser la source.

Source. — Sort très visiblement d'une fissure au contact de la dolomie et du micaschiste. L'eau est claire, un peu verdâtre et laisse voir au fond du réservoir un sable pyriteux. Elle donne l'odeur hépatique et dépose des flocons blanchâtres. Température 18,25 à mon thermomètre ; densité 1.000,25 à mon densimètre. Réaction alcaline, papier bruni. Débit variable de 6 à 1.200 mètres cubes suivant les saisons.

Acide S. H. libre, degré sulfhydrométrique 10 ; nous n'avons trouvé que 4 en septembre avec Salgado. Minéralisation faible 0,50.

Dans la galerie des bains, 20 cabinets à baignoires de marbre blanc; 2 piscines de premières à colonnes de marbre blanc, de 5 mètres sur 4, celles de secondes moindres. Bains à eau courante, bains de siège à injections. L'eau est chauffée par serpentin.

Salgado remit la boisson en honneur (1) ; dose 4 onces deux ou trois fois par jour. Bains frais courts. Arrêt pendant les règles. Durée 2 à 3 semaines. La constipation, plus ordinaire que la diarrhée due aux refroidissements. Excitation cutanée, poussée rare.

Indications. — Les maladies de l'utérus représentent 30 % : catarrhes, ulcérations, métro-ovarites, etc. Moins de syphilitiques, 10 % environ ; il en venait beaucoup plus et c'était la renommée. J'ai eu l'occasion de voir un cas très grave d'ulcérations profondes du cuir chevelu en voie de guérison. Le traitement mercuriel combiné réussit souvent. Environ 5 % de dermatoses (formes sèches) ; quelques cas de lupus, de pellagre et d'éléphantiasis. Ensuite la scrofule et les vieux ulcères, les ophtalmies. Quelques catarrhes bronchiques. Suites de blessures, etc.

Il est clair que la clientèle syphilitique a diminué au profit d'Archena.

Nous ne ferons que mentionner *Fuente Amargosa*, assez loin de Malaga ; eau froide et d'une analyse incertaine ; elle reçoit environ 600 malades dont la plupart sont pris du côté des voies pulmonaires ; le nombre des tuberculeux guéris me semble suspect.

Chiclana. — Province de Cadix. De la station de S. Fernando une heure d'omnibus, à 20 kilomètres de Cadix, 40 de Xerez ; la proximité de ces deux grands centres de commerce donne une grande

(1) Salgado, ne pouvant expliquer l'action, a recherché d'autres corps dans 100 litres d'eau ; il a trouvé des sulfures d'arsenic et de selenium (*Anales*, 1878).

animation à Chiclana qui est, elle-même, une ville importante. Bonne cuisine à la *Casa Bujarez*. Environ 1.500 visiteurs; il est difficile d'évaluer ceux qui viennent de Cadix.

Latitude entre 36 et 37; altitude faible au-dessus de la mer assez voisine; les vents marins tempèrent les chaleurs. Saison tout l'été. Marais salants dans le voisinage. Terrain miocène d'où j'ai retiré un calcaire fétide (1).

La source *Fuente Amarga* sourd d'un monticule sablonneux : temp. 18, ce qui correspond à la moyenne du lieu; débit faible. J'ai constaté l'odeur et le goût sulfureux fort et désagréable; une pièce d'argent noircissait fortement; en même temps une saveur salée peu engageante. Sur 7 grammes, 5 de Chl. Na et le reste chlorures ou sulfates. Rien d'étonnant qu'il faille couper ce breuvage.

La maison de bains, de style moresque, a 20 baignoires de marbre; l'eau s'élève par une pompe d'un puits de 15 mètres de fond.

Un tiers de dermatoses, plusieurs assez graves; bons succès. Scrofules à divers degrés. Dans les maladies sexuelles, sur 200 environ moitié guérisons. Le reste a trait aux voies digestives et pulmonaires et maladies diverses.

Quel bon souvenir du Dr Cartina !

(1) Je ferai observer que mon échantillon de calcaire a conservé plusieurs années sa fétidité qui se réveillait par la percussion.

J'ai recueilli également un fragment de calcaire fétide à Strathpeffer en Ecosse et, ce qu'il y a de particulier, cette eau est aussi sulfureuse et aussi mauvaise au goût que celle de Chiclana. Singulier rapprochement entre deux sources si distantes. Il pourrait aussi se faire une comparaison avec les sources fortes d'Harrogate.

EAUX PURGATIVES

Nous devons faire une place à part à ces eaux, assez en vogue aujourd'hui, parce qu'elles se distinguent des autres groupes par leur minéralisation forte et spéciale et par leurs propriétés déterminées.

Revenons, un instant, sur le sol espagnol qui les engendre. La richesse en gypse et en sel a été signalée plus haut. Ajoutons que le trias fournit les salines de *Villena* (Murcie) ; de *Minglanilla* (Cuenca) ; celles-ci très curieuses à visiter pour leurs immenses salles et leurs galeries ; les Romains les connaissaient ; celles de Valence, etc. Ce sont d'énormes dépôts salifères mêlés de gypse dans les marnes et argiles bariolées ; même aspect que dans le Tyrol.

Revenons sur les dépôts tertiaires miocènes, en rapport plus direct avec les eaux dont il s'agit.

Au milieu et vers la fin du tertiaire, l'Espagne paraît avoir été couverte de lacs d'eau douce ou salée, à l'instar de notre plateau central. Dans la province de Madrid, surtout au S.-E., le terrain miocène atteint plus de 200 mètres de puissance, au-dessous des cailloux roulés. Sur les bords de l'Èbre dépôts lacustres et marins ; sans reparler de Remolino, à Tauste le sulfate de soude apparaît en masses importantes. Tous ces dépôts miocènes semblent provenir des lacs et, comme leurs couches sont peu dérangées, il est naturel de supposer qu'un soulèvement en masse a vidé ces réservoirs. Il y a du sel et du gypse dans le nummulitique du Nord, accompagnés d'ophites.

Loeches. — Connu depuis 1850 où l'eau amère fut trouvée en creusant un puits ; c'est l'histoire d'Hunyadi Janos en Hongrie (1). Station de Torrejon à 5 ou 6 lieues de Madrid ; établissement peu important.

Source à 12°, température variable, débit faible. Densité 1.095 (vérifiée par moi) correspondant à plus de 100 grammes de sels où le sel de Glauber domine.

Il y a aujourd'hui six puits de 50 à 60 mètres ; quelques cabinets de bains.

Loeches a moins de succès depuis quelques années ; à Paris la vente a baissé.

Carabaña. — Également dans la province de Madrid à Cinchon. Établissement de bon aspect.

La source *Salud* a une minéralisation remarquable : sur 236 grammes 227 SO^3NaO et 6 SO^3MgO. Observons qu'il s'agit de sels cristallisés, ce qui réduit de plus de moitié ; encore un beau chiffre.

Rubinat. — Province de Lerida, gare de Cervera, ligne Barcelone-Saragosse.

Miocène lacustre : collines de gypse cristallin et dépôts de glaubérite. Source à 13° ; débit faible, variable. Densité 1.080 pour près de 100 grammes de sels dont 90 de SO^3NaO. Donc le sel de Glauber prédomine comme à Carabaña.

Je pourrais encore mentionner *Villacabras*.

Ce sont, avant tout, des eaux d'exportation qui sont emmagasinées dans des réservoirs, épurées et

(1) En France, peu ou point d'eaux purgatives de ce genre. En Suisse, Birmenstorf, principalement magnésique, 30 grammes en tout. La Bohême exporte beaucoup moins : Püllna,

transportées en tonneaux. En temps froid, le sulfate de soude se dépose en une masse cristalline, au fond des bouteilles, ce qui fait crier les acheteurs.

CONCLUSIONS

L'histoire, essentiellement dramatique, de l'Espagne explique le caractère et le génie de ce peuple.

Le voyage facilité par les voies ferrées, par les progrès des hôtels, de la vie matérielle, conserve encore son côté original.

Point de climat d'Espagne, à vrai dire, mais des climats régionaux très divers : climat extrême dans le centre, océanien sur les côtes Nord-Ouest, africain, sur les côtes Sud-Est, où il y a place pour les meilleurs séjours d'hiver du cercle de la Méditerranée. Manque l'installation, manquent surtout les malades.

Le sol, très mouvementé, porte les traces de fortes pressions latérales qui l'ont élevé en vidant les lacs et déterminant le cours torrentueux des fleuves. Les fissures de l'écorce terrestre ont ouvert une issue aux filons métallifères et aux eaux minérales.

---

30 grammes, qui eut son beau moment. La Hongrie vint après avec ses eaux d'Hunyadi, Konigs, F. Joseph, plus fortes, 4 à 5 0/0, c'est-à-dire 40 à 50 grammes, dont les sulfates sodiques et magnésiens constituaient la teneur, et, en sous-ordre, le sel et le sulfate de chaux.

Toutes ces eaux sont similaires et il suffit pour les classer d'une échelle de densité. Toutes sont froides et variables suivant les saisons. Elles tendent à se substituer aux solutés pharmaceutiques. Les *bitterwässern* de l'Allemagne ont souvent l'inconvénient de contenir trop de sel commun.

Sous ce double rapport, l'Espagne est un des pays les mieux dotés.

La législation des Eaux diffère de la nôtre surtout par le maintien des médecins directeurs.

Les eaux de la Péninsule se caractérisent : par leur nombre, l'abondance du débit et la haute température.

La classification espagnole, sensiblement imitée de la nôtre, en diffère par la classe des azotées que nous ne pouvons admettre. D'autre part, nous sommes obligés d'appeler thermales simples beaucoup d'eaux dites chlorurées ou bicarbonatées. Autre difficulté : si quelques analyses sont régulières, d'autres trop anciennes, incomplètes, nous mettent dans l'embarras.

D'une manière générale, disons qu'il y a beaucoup de thermales simples, beaucoup de sulfureuses et de chlorurées ; peu d'alcalines gazeuses ; des purgatives très minéralisées.

Les sulfureuses sont souvent froides, infériorité à l'égard de notre groupe pyrénéen. Ce qu'il y a de remarquable, c'est le peu de sources de notre type sur le versant espagnol.

La plus grosse difficulté résulte de la complexité de minéralisation, les sources d'Espagne, comme celles d'Italie, offrant le mélange fréquent du soufre, du sel, du fer, des sels séléniteux. Ceci nous a déterminé à suivre l'ordre régional où les analogies de climat et de terrain nous ont permis souvent l'alignement de groupes naturels.

L'installation s'est beaucoup améliorée, non seulement au point de vue des hôtels, mais aussi des établissements, salles d'inhalation, étuves, hydrothérapie, massage, gymnastique médicale, etc. Le préjugé de la neuvaine tend à disparaître.

Les spécialités s'accusent : Panticose pour les maladies de poitrine, Archena pour la syphilis, Mondariz pour les voies digestives et le diabète, Viesgo pour les cardiaques, Ledesma, C. de Oviedo pour les rhumatismes, etc.

A l'occasion du rhumatisme, j'appelle l'attention sur le nombre extraordinaire de ces malades aux eaux chaudes de l'Espagne. Le nombre des syphilitiques est également à noter.

Nous passons sous silence les Eaux du Portugal mal connues; souvent les auteurs ne les ont pas vues. Cependant elles offrent de l'intérêt.

Les vallées tiphoniques, bien étudiées par Choffat, abondent en sources chaudes. Nous nous bornerons à citer les alcalines gazeuses de *Pedras Salgas*, *Vidago* et Caldas de Rainha chlorurée.

Le sol est montagneux comme celui de l'Espagne les chaînes se continuant.

TABLE DES MATIÈRES

Paris. — Imprimerie F. Levé, 17, rue Cassette.